微创脊柱手术器械研究与应用
Instrumentation for Minimally Invasive Spine Surgery

主　编　（美）科恩·辛格

Kern Singh，MD

Professor

Department of Orthopaedic Surgery

Co-Director

Minimally Invasive Spine Institute

Rush University Medical Center

Chicago，Illinois

主　译　叶晓健　马　骏　余将明　徐　炜　顾　昕　徐文蔚

北方联合出版传媒（集团）股份有限公司

辽宁科学技术出版社

·沈　阳·

©2023 辽宁科学技术出版社
著作权合同登记号：第 06–2021–168 号。

版权所有·翻印必究

图书在版编目（CIP）数据

微创脊柱手术器械研究与应用 /（美）科恩·辛格（Kern Singh）主编；叶晓健等主译. — 沈阳：辽宁科学技术出版社，2023.2
ISBN 978–7–5591–2490–6

Ⅰ. ①微… Ⅱ. ①科… ②叶… Ⅲ. ①脊柱—显微外科学—手术器械 Ⅳ. ①R681.5②TH777

中国版本图书馆CIP数据核字（2022）第065429号

出版发行：辽宁科学技术出版社
　　　　　（地址：沈阳市和平区十一纬路25号　邮编：110003）
印　刷　者：辽宁新华印务有限公司
经　销　者：各地新华书店
幅面尺寸：210mm×285mm
印　　张：14
插　　页：4
字　　数：320千字
出版时间：2023年2月第1版
印刷时间：2023年2月第1次印刷
责任编辑：吴兰兰
封面设计：顾　娜
版式设计：袁　舒
责任校对：王春茹

书　　号：ISBN 978–7–5591–2490–6
定　　价：180.00元

投稿热线：024–23284363
邮购热线：024–23284357
E-mail:2145249267@qq.com
http://www.lnkj.com.cn

译者名单

主　译：叶晓健　马　骏　余将明　徐　炜　顾　昕　徐文蔚

译　者（按姓氏拼音排序）：

　　　　陈　誉　陈豪杰　胡瑞熙　李一凡　李志鲲　刘晓明　刘彦斌　鲁扬虎　唐　亮

　　　　唐国柯　童士超　王　奕　徐瑞军　于荣华

我把这本书献给我的父母。虽然我拥有的不多，但感觉很多。

　　回首过去，我将那些记忆视若珍宝。令人惊讶的是，无论发生了多少变化，促使我成长的那些价值观始终保持不变。

前言

　　随着微创脊柱手术领域的迅速发展，这些手术相关的医疗设备和技术也得到迅速发展。可以根据手术类型或方法对不同的设备进行定制以满足特定的手术需求。将其与微创技术结合使用，可以使外科医生处理更复杂的脊柱病变，并产生改善临床结果的新方法。虽然这些进步可以扩展外科医生的能力并提供更好的患者护理效果，但可用的各种设备可能会令人生畏。

　　为了帮助外科医生在这些众多选项中获得正确选择，本书结合了经验文献的全面回顾以及专家经验和制造商规范，详细介绍了各种独特设备的优势和功能。讨论的技术包括用于后路和侧路的牵开器系统、椎间融合器和固定系统，以及水泥、生物制剂和手术导航系统。我希望这本书能够成为微创脊柱外科医生的宝贵资源，正是他们对目前可用设备的认可将对他们的临床实践和患者起到积极作用。

Kern Singh，*MD*

致谢

　　我将这本书献给我的研究团队成员们。我希望有一天当你有能力帮助别人时，你们也会这样做。没有什么比看到你们所有人都如此努力工作并取得如此成就更值得令人骄傲的了。

Kern Singh，MD

编者名单

Mohammed Abbas, MD
Resident Physician
Department of Orthopaedic Surgery
Rush University Medical Center
Chicago, Illinois

Kaitlyn L. Cardinal, BS
Medical Student
Department of Orthopaedic Surgery
Rush University Medical Center
Chicago, Illinois

Jordan A. Guntin, BS
Medical Student
Department of Orthopaedic Surgery
Rush University Medical Center
Chicago, Illinois

Britany E. Haws, MD
Resident Physician
Department of Orthopaedics and Rehabilitation
University of Rochester
Rochester, New York

Fady Hijji, MD
Resident Physician
Department of Orthopaedic Surgery
Wright State University Boonshoft School of Medicine
Dayton, Ohio

Sravisht Iyer, MD
Assistant Attending Physician
Department of Orthopaedic Surgery
Hospital for Special Surgery
New York, New York

Benjamin Khechen, MD
Resident Physician
Department of Orthopaedic Surgery
Rush University Medical Center
Chicago, Illinois

Simon P. Lalehzarian, MS
Medical Student
Department of Orthopaedic Surgery
Rush University Medical Center
Chicago, Illinois

Eric H. Lamoutte, BS
Medical Student
Department of Orthopaedic Surgery
Rush University Medical Center
Chicago, Illinois

Kamran Movassaghi, MD
Resident Physician
Department of Orthopaedic Surgery
UCSF Fresno
Fresno, California

Ankur S. Narain, MD
Resident Physician
Department of Orthopaedic Surgery
UMass Memorial Medical Center
Worcester, Massachusetts

Kern Singh, MD
Professor
Department of Orthopaedic Surgery
Co-Director
Minimally Invasive Spine Institute
Rush University Medical Center
Chicago, Illinois

Adam B. Wiggins, MD
Resident Physician
Department of Orthopaedic Surgery
Rush University Medical Center
Chicago, Illinois

缩略语一览表

2D	二维		OB	盒形融合器
3D	三维		ODI	Oswestry 残疾指数
ALIF	前路腰椎椎间融合术		PEEK	聚醚醚酮
AN	解剖学上狭窄		PLF	后外侧融合
AP	前后		PLIF	后路腰椎椎间融合术
BMP	骨形态发生蛋白		PMMA	聚甲基丙烯酸甲酯
CFRP	碳纤维增强聚合物		RPM	反相介质
CT	计算机断层扫描		rhBMP-2	重组人骨形态发生蛋白 -2
DBM	脱矿骨基质		SF-36	36 项简表调查
EMG	肌电图		TCP	磷酸三钙
HA	羟基磷灰石		TGF-β	转化生长因子 -β
HC	水平圆柱形		TLIF	经椎间孔腰椎椎间融合术
iCT	术中 CT		TPS	钛等离子喷涂
IFD	棘突间固定装置		VAS	视觉模拟量表
iGA	综合整体对准平台		VBB	椎体球囊
LLIF	外侧腰椎椎间融合		VBR	椎体置换
LO	大的倾斜		VCF	体压缩性骨折
MIDLF	中线腰椎融合术		VR	垂直环
MIS	微创手术		XLIF	极外侧椎间融合术
MPF	模块化钢板固定			

目录

第三部分　其他

第一章 微创脊柱器械：过去、现在与未来

Benjamin Khechen, Britany E. Haws, Kaitlyn L. Cardinal, Jordan A. Guntin, Kern Singh

近几十年来，微创脊柱（Minimally Invasive Spine，MIS）手术技术的进步极大地促进了脊柱疾病的手术治疗方法的变革。MIS 的主要目标仍然是术后患者症状改善和提高患者满意度。与传统开放入路相比，MIS 技术可以减少术中失血量、缩短住院时间、降低并发症发生率，并能减轻术后疼痛、减少麻醉药物的使用量[1-4]。脊柱手术中的微创入路已被证明可以通过降低发病率和增强门诊手术中心的作用而具有成本效益[5-8]。此外，MIS 手术也可以为那些不适合接受开放手术的高龄患者提供一种新的选择[9-12]。

现代 MIS 手术始于 1997 年，Foley 和 Smith 首次报道了显微内窥镜椎间盘切除术[13]。随后，Foley 于 2001 年开始使用弧形的经皮穿棒的新技术[14]。在随后的几年中，又相继发表了几篇微创融合技术的报道，包括 2002 年的后路腰椎椎间融合术[15] 和 2006 年的微创经椎间孔腰椎椎间融合术。此后，MIS 方法逐渐被应用于多种疾病的治疗，包括退行性、畸形性和肿瘤性疾病[9-12, 17, 18]。

微创手术的未来充满希望。许多专门用于微创手术的新技术正在逐渐被开发出来。手术导航系统可提高螺钉置入的准确性，从而获得了越来越多的关注[19-21]。术中图像引导在微创手术中的作用将持续发展，特别是随着技术进步，使得这些系统更具适应性和成本效益。但是，脊柱外科医生考虑在 MIS 手术中使用新技术时必须保持一定程度的敏感性。与所有手术技术一样，微创手术也存在学习曲线。因此，必须在住院医生规范化培训计划中全面教授这些技术，从而更好地武装未来的脊柱外科医生。

本书旨在为高年资脊柱外科医生、接受培训的脊柱外科医生和手术助手提供当前微创手术器械的全面概述。第一部分详细介绍了后路 MIS 手术中使用的器械，第二部分详细介绍了侧路 MIS 手术中使用的器械。第三部分介绍了 MIS 手术中使用的生物制剂和手术导航系统。我们向那些参与编写本书的脊柱器械公司表示感谢。

参考文献

[1] Wang MY, Lerner J, Lesko J, McGirt MJ. Acute hospital costs after minimally invasive versus open lumbar interbody fusion: data from a US national database with 6106 patients. J Spinal Disord Tech. 2012; 25(6):324–328.

[2] Mobbs RJ, Li J, Sivabalan P, Raley D, Rao PJ. Outcomes after decompressive laminectomy for lumbar spinal stenosis: comparison between minimally invasive unilateral laminectomy for bilateral decompression and open laminectomy: clinical article. J Neurosurg Spine. 2014; 21(2):179–186.

[3] Skovrlj B, Belton P, Zarzour H, Qureshi SA. Perioperative outcomes in minimally invasive lumbar spine surgery: a systematic review.World J Orthop. 2015; 6(11):996–1005.

[4] Singh K, Nandyala SV, Marquez-Lara A, et al. A perioperative cost analysis comparing single-level minimally invasive and open transforaminal lumbar interbody fusion. Spine J. 2014; 14(8):1694–1701.

[5] Oppenheimer JH, DeCastro I, McDonnell DE. Minimally invasive spine technology and minimally invasive spine surgery: a historical review. Neurosurg Focus. 2009; 27(3):E9.

[6] Best NM, Sasso RC. Success and safety in outpatient microlumbar discectomy. J Spinal Disord Tech. 2006; 19(5):334–337.

[7] Helseth Ø, Lied B, Halvorsen CM, Ekseth K, Helseth E. Outpatient cervical and lumbar spine surgery is feasible and safe: a consecutive single center series of 1449 patients. Neurosurgery. 2015; 76(6):728–737, discussion 737738.

[8] Walid MS, Robinson JS, III, Robinson ER, Brannick BB, Ajjan M, Robinson JS, Jr. Comparison of outpatient and inpatient spine surgery patients with regards to obesity, comorbidities and readmission for infection. J Clin Neurosci. 2010; 17(12):1497–1498.

[9] Khan NR, Clark AJ, Lee SL, Venable GT, Rossi NB, Foley KT. Surgical outcomes for minimally invasive vs open transforaminal lumbar interbody fusion: an updated systematic review and meta-analysis. Neurosurgery. 2015; 77(6):847–874, discussion 874.

[10] Phan K, Rao PJ, Kam AC, Mobbs RJ. Minimally invasive versus open transforaminal lumbar interbody fusion for treatment of degenerative lumbar disease: systematic review and meta-analysis. Eur Spine J. 2015; 24(5):1017–1030.

[11] Soliman HM. Irrigation endoscopic decompressive laminotomy. A new endoscopic approach for spinal stenosis decompression. Spine J. 2015; 15(10):2282–2289.

[12] Patel VV, Whang PG, Haley TR, et al. Superion interspinous process spacer for intermittent neurogenic claudication secondary to moderate lumbar spinal stenosis: two-year results from a randomized controlled FDA-IDE pivotal trial. Spine. 2015; 40(5):275–282.

[13] Foley KT, Smith MM. Microendoscopic discectomy. Tech Neurosurg. 1997; 3:301–307.

[14] Foley KT, Gupta SK, Justis JR, Sherman MC. Percutaneous pedicle screw fixation of the lumbar spine. Neurosurg Focus. 2001; 10(4):E10.

[15] Khoo LT, Palmer S, Laich DT, Fessler RG. Minimally invasive percutaneous posterior lumbar interbody fusion. Neurosurgery. 2002; 51(5) Suppl:S166–S181.

[16] Holly LT, Schwender JD, Rouben DP, Foley KT. Minimally invasive transforaminal lumbar interbody fusion: indications, technique, and complications. Neurosurg Focus. 2006; 20(3):E6.

[17] Anand N, Baron EM, Thaiyananthan G, Khalsa K, Goldstein TB. Minimally invasive multilevel percutaneous correction and fusion for adult lumbar degenerative scoliosis: a technique and feasibility study. J Spinal Disord Tech. 2008; 21(7):459–467.

[18] Lall RR, Smith ZA, Wong AP, Miller D, Fessler RG. Minimally invasive thoracic corpectomy: surgical strategies for malignancy, trauma, and complex spinal pathologies. Minim Invasive Surg. 2012; 2012:213791.

[19] Cho JY, Chan CK, Lee SH, Lee HY. The accuracy of 3D image navigation with a cutaneously fixed dynamic reference frame in minimally invasive transforaminal lumbar interbody fusion. Comput Aided Surg. 2012; 17(6):300–309.

[20] Ebmeier K, Giest K, Kalff R. Intraoperative computerized tomography for improved accuracy of spinal navigation in pedicle screw placement of the thoracic spine. Acta Neurochir Suppl (Wien). 2003; 85:105–113.

[21] Kim CW, Lee YP, Taylor W, Oygar A, Kim WK. Use of navigation-assisted fluoroscopy to decrease radiation exposure during minimally invasive spine surgery. Spine J. 2008; 8(4):584–590.

第一部分
后侧入路

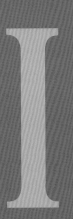

第二章 后侧入路介绍

Benjamin Khechen, Brittany E. Haws, Ankur Narain, Fady Hijji, Jordan A. Guntin, Kaitlyn L. Cardinal, Kern Singh

2.1 介绍

后侧入路微创脊柱（The Minimally Invasive Spine，MIS）用于腰椎的减压和融合是利用了原先 1968 年报道的 Wiltse 入路的 Harms 改良方法 [1, 2]。后路旁矢状技术旨在减少传统开放中线入路手术的并发症 [3]。这种方法通过解剖两个独立的自然肌肉间隙来分离肌肉组织来最大限度地减少肌肉损伤，同时允许保留中线结构 [3]。后入路 MIS 可以用于治疗多种胸椎和腰椎疾病 [4, 5]。这些治疗方式包括减压术、椎间盘切除术、后路手术内固定和椎间融合术 [4, 6]。这种方法允许对神经组织直接减压以及直接处理椎间隙 [4, 6–8]。

2.2 手术解剖学

腰椎棘突和髂嵴很容易触及，可用于后入路 MIS 的术前定位。这种方法利用了椎管旁肌肉之间的间隙平面，尽量减少对肌肉剥离的要求。然而，这种入路方式涉及椎体后方的多个结构。椎板和关节突关节直接参与该入路，切除它们后会导致神经根行走根和下方的硬脊膜暴露出来。

由于该入路后方的一些结构会存在损伤的风险 [4]。首先，因为神经根的行走根和出口根通过了手术区域，可能造成医源性损伤。另外，硬脊膜就在入路附近，可能在进行硬脊膜上方减压时造成无意的损伤。

2.3 手术技术

2.3.1 定位
在麻醉诱导后接受后路 MIS 入路手术的患者俯卧位于透视手术床上（图 2.1）。在胸骨柄下和髂前上棘放置垫子来维持腰椎前凸。将患者的下肢向两侧伸展，双上臂与肩和肘呈 90° 弯曲。在弯曲的手臂下方放置一个泡沫垫，以减少尺神经受压的风险。在手术准备和铺单之前，要通过腰椎的 X 线图像确认椎弓根和其他脊柱解剖标准的位置。

2.3.2 MIS 经椎间孔腰椎椎体融合的入路（暴露）
将一根 22 号针在目标的椎间盘水平朝着关节突关节方向插入。然后进行术中透视以确定正确的手术节段。

手术在哪一侧进行是由神经症状的部位决定的。确认后，在中线旁 4~5cm 处做一个切口。切口的长度约为 2.0cm，以适合最后一个管状扩张器。Bovie 烧灼术用于切开皮下的筋膜层。从外侧到内侧的方向，最小的管状扩张器通过肌肉向下插入到关节突关节或椎板。一旦合适的定位被透

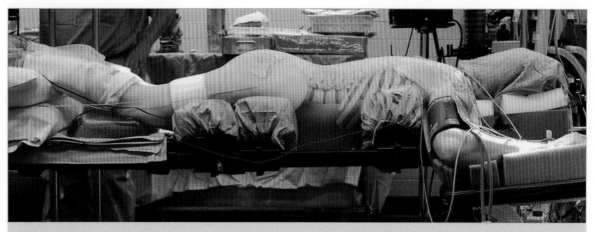

图 2.1 手术俯卧姿势的演示

视确定，使用初始扩张器，逐步插入连续的扩张器来增加手术通道的面积。最后，在最后一个扩张器上放置管状牵开器，随后去除扩张器（图 2.2）。管状的牵开器放置在目标区域后将其固定在手术台上。然后用透视机来确定牵开器的适当位置和方向。

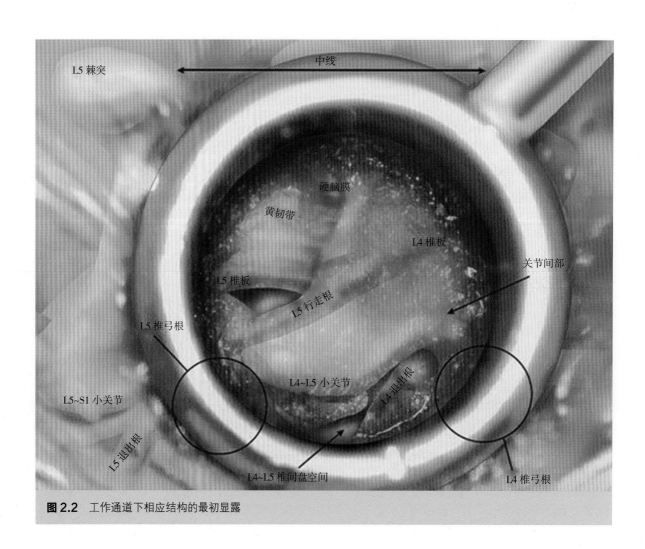

图 2.2 工作通道下相应结构的最初显露

以下步骤是在使用放大镜照明或用手术显微镜放大下进行的。通过电刀去除覆盖椎板和小关节突的残余软组织。逐层显露后，使用高速钻头进行完整的双侧椎板切除术。椎板切除术取出的骨可作为植骨材料填入在椎间融合器内。一旦到达黄韧带水平，椎板切除术就向头侧延伸直到黄韧带附着点。然而，保留黄韧带可以保护潜在的神经结构。完全性椎板切除术后，进行椎骨关节面切除术。为了方便关节面切除术，首先切除下关节突和峡部。必须注意避免钻进椎弓根。一旦小关节突关节被去除，韧带被去除以暴露潜在的神经根。MIS 经椎间孔腰椎椎体间融合（TLIF）的工作区域的定义是内侧神经根行走根，外侧神经根退出根（图 2.3）。硬膜外腔周围的静脉丛会引起大量的出血。因此，采用双极电凝进行适当的止血是可行的，对于保持椎间盘空间的合适可视化至关重要。

2.3.3 椎间盘空间的处理

通过管状牵开器进行完整的椎间盘切除术。电刀和刮匙可用于环形切开术及摘除椎间盘材料。一旦所有椎间盘都去除了，使用撑开器将椎间隙撑开，然后使用终板处理器处理终板。

2.3.4 置入椎间融合器

在透视定位下将试模具放入椎体间隙以确定适合融合器的大小。使用植骨漏斗将预先处理好

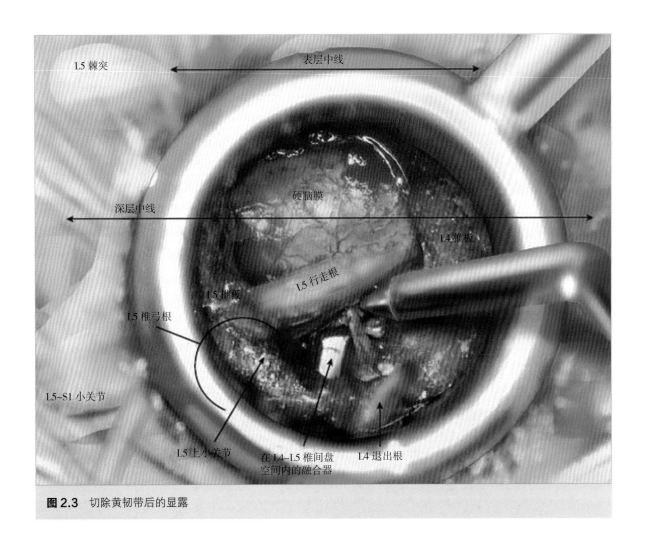

图 2.3 切除黄韧带后的显露

的自体骨块置入椎间隙。椎间融合器被压入靠近中线的椎间隙中（图 2.4）。应注意保护附近的神经根。在某些情况下，骨生物制品如重组人骨形态发生蛋白 –2 可放入融合器一起使用。两个融合器也可以使用双边方法插入。

2.3.5 补充辅助固定

经皮椎弓根螺钉置入 MIS TLIF 的相邻椎体提供补充辅助固定。导针插入的步骤应在 MIS TLIF 放置撑开器之前进行。椎弓根螺钉可在 MIS TLIF 完成后置入。

在透视引导下，将 Jamshidi 套管针插入椎弓根中心。通过套管针放置一根导丝并向前推进，直至它到达椎弓根内侧壁，可通过前后位（AP）透视图像确定（图 2.5）。这些步骤在相邻的节段

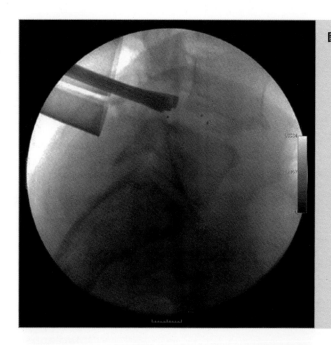

图 2.4 侧位透视图像中椎间融合器正在置入椎间隙

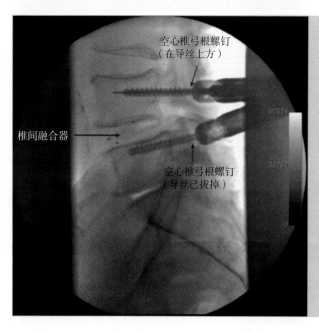

图 2.5 置入椎弓根螺钉的透视图像

空心椎弓根螺钉（在导丝上方）

椎间融合器

空心椎弓根螺钉（导丝已拔掉）

中重复进行。为了全面评估螺钉的置入要确保 AP 视图中棘突在中心位置。

一旦所有导丝都被放置好，就可以进行侧位透视成像，以确保导丝已经超过椎体后壁。一旦确认导丝置入无误后，通过导丝置入椎弓根螺钉。然后拔掉导丝更换插杆，使用连接棒连接上下椎弓根螺钉。

2.3.6 关闭切口及术后护理

通过最终的透视图像来确定所有植入物和内固定的准确位置。然后冲洗伤口，将筋膜和皮肤逐层闭合。按照步骤，应设法鼓励患者术后早期最大限度地功能锻炼。

2.3.7 并发症

虽然 MIS 技术可能比传统技术有一些优势，包括出血少、输血率低、术后疼痛轻和住院时间短，但 MIS 和开放后路手术的并发症是相似的 [4, 9–12]。MIS TLIF 的主要并发症有硬膜撕裂、脑脊液漏、神经损伤 / 缺损、出血、椎弓根螺钉置入错位和融合器移位 [13]。MIS TLIF 术后的总并发症发生率为 0~33.3% [13]。由于手术通道狭窄，在 MIS TLIF 应该特别关注假关节和下沉的风险增加 [6, 14]。Wang 研究认为，因为 MIS 椎体间植入物接触面积更小，椎间融合器下沉的风险可能会增加 [15]。尽管存在这些担忧，但许多研究和系统评价指出，与开放技术相比，MIS TLIF 后并发症的风险相似或降低 [15–18]。

MIS TLIF 术后并发症发生率的变化归因于与 MIS 技术相关的学习曲线 [19–22]。在一个外科医生的综述中，Silva 等认为 MIS TLIF 50% 的学习里程发生在第 9 例之后，90% 的学习里程发生在第 39 例之后 [19]。此外，在达到 50% 和 90% 学习里程前，并发症的发生率从 30% 大幅降低至 20.5%。这些研究表明，外科医生后路 MIS 技术的专业知识和熟练度可能会影响 MIS TLIF 的疗效。

2.3.8 结果

尽管学习曲线陡峭，MIS TLIF 已经被证明疗效显著。先前的研究已经证明在大约 2 年的随访中疼痛评分 VAS 和功能评分 ODI 均有显著提高 [23]。此外还对 MIS 与开放手术进行了比较，研究表明 MIS 的疗效更有前景。在 MIS TLIF 和开放手术的 Meta 分析中，Khan 等注意到在 1 年随访中，接受 MIS 治疗患者的腰背痛有更大的改善 [17]。同样在另一项 Meta 分析中，Tian 等研究表明 MIS TLIF 组对比开放手术组在 VAS 和 ODI 评分具有更大的优势 [24]。

MIS TLIF 在稳定性和融合方面也表现出了满意的结果。Brodano 等使用 MIS 治疗腰椎滑脱，研究表明 MIS 和开放 TLIF 在椎间融合的稳定性方面表现出相似的结果 [25]。以前的研究也注意到 MIS 和开放手术的影像学上具有相似的融合率 [14, 25, 26]，从影像学上观察，Wang 注意到使用 MIS TLIF 治疗成人脊柱畸形术后 1 年随访中，Cobb 角、前凸角和矢状面平衡有了很大的改善 [15]。同样，其他研究也注意到 MIS TLIF 术后 2 年随访中矢状面和冠状面的腰椎前凸被成功矫正 [27]。这些结果提示采用 MIS 后入路进行融合是治疗各种腰椎疾病的有效方法。

参考文献

[1] Wiltse LL, Bateman JG, Hutchinson RH, Nelson WE. The paraspinal sacrospinalis-splitting approach to the lumbar

spine. J Bone Joint Surg Am. 1968; 50(5):919–926.

[2] Harms J, Rolinger H. [A one-stager procedure in operative treatment of spondylolistheses: dorsal tractionreposition and anterior fusion (author's transl)]. Z Orthop Ihre Grenzgeb. 1982; 120(3):343–347.

[3] Hsiang J, Yu K, He Y. Minimally invasive one-level lumbar decompression and fusion surgery with posterior instrumentation using a combination of pedicle screw fixation and transpedicular facet screw construct. Surg Neurol Int. 2013; 4:125.

[4] Holly LT, Schwender JD, Rouben DP, Foley KT. Minimally invasive transforaminal lumbar interbody fusion: indications, technique, and complications. Neurosurg Focus. 2006; 20(3):E6.

[5] Rouben D, Casnellie M, Ferguson M. Long-term durability of minimal invasive posterior transforaminal lumbar interbody fusion: a clinical and radiographic follow-up. J Spinal Disord Tech. 2011; 24(5):288–296.

[6] Yen CP, Mosley YI, Uribe JS. Role of minimally invasive surgery for adult spinal deformity in preventing complications. Curr Rev Musculoskelet Med. 2016; 9(3):309–315.

[7] Park P, Foley KT. Minimally invasive transforaminal lumbar interbody fusion with reduction of spondylolisthesis: technique and outcomes after a minimum of 2 years' follow-up. Neurosurg Focus. 2008; 25(2):E16.

[8] Park Y, Ha JW, Lee YT, Oh HC, Yoo JH, Kim HB. Surgical outcomes of minimally invasive transforaminal lumbar interbody fusion for the treatment of spondylolisthesis and degenerative segmental instability. Asian Spine J. 2011; 5(4):228–236.

[9] Shunwu F, Xing Z, Fengdong Z, Xiangqian F. Minimally invasive transforaminal lumbar interbody fusion for the treatment of degenerative lumbar diseases. Spine. 2010; 35(17):1615–1620.

[10] Isaacs RE, Podichetty VK, Santiago P, et al. Minimally invasive microendoscopy-assisted transforaminal lumbar interbody fusion with instrumentation. J Neurosurg Spine. 2005; 3(2):98–105.

[11] Mummaneni PV, Rodts GE, Jr. The mini-open transforaminal lumbar interbody fusion. Neurosurgery. 2005; 57(4) Suppl:256–261, discussion 256–261.

[12] Jang JS, Lee SH. Minimally invasive transforaminal lumbar interbody fusion with ipsilateral pedicle screw and contralateral facet screw fixation. J Neurosurg Spine. 2005; 3(3):218–223.

[13] Karikari IO, Isaacs RE. Minimally invasive transforaminal lumbar interbody fusion: a review of techniques and outcomes. Spine. 2010; 35(26) Suppl:S294–S301.

[14] Shen X, Wang L, Zhang H, Gu X, Gu G, He S. Radiographic analysis of one-level minimally invasive transforaminal lumbar interbody fusion (MI-TLIF) with unilateral pedicle screw fixation for lumbar degenerative diseases. Clin Spine Surg. 2016; 29(1):E1–E8.

[15] Wang MY. Improvement of sagittal balance and lumbar lordosis following less invasive adult spinal deformity surgery with expandable cages and percutaneous instrumentation. J Neurosurg Spine. 2013; 18(1): 4–12.

[16] Goldstein CL, Macwan K, Sundararajan K, Rampersaud YR. Perioperative outcomes and adverse events of minimally invasive versus open posterior lumbar fusion: meta-analysis and systematic review. J Neurosurg Spine. 2016; 24(3):416–427.

[17] Khan NR, Clark AJ, Lee SL, Venable GT, Rossi NB, Foley KT. Surgical outcomes for minimally invasive vs open transforaminal lumbar interbody fusion: an updated systematic review and meta-analysis. Neurosurgery. 2015; 77(6):847–874, discussion 874.

[18] Terman SW, Yee TJ, Lau D, Khan AA, La Marca F, Park P. Minimally invasive versus open transforaminal lumbar interbody fusion: comparison of clinical outcomes among obese patients. J Neurosurg Spine. 2014; 20(6):644–652.

[19] Silva PS, Pereira P, Monteiro P, Silva PA, Vaz R. Learning curve and complications of minimally invasive transforaminal lumbar interbody fusion. Neurosurg Focus. 2013; 35(2):E7.

[20] Nandyala SV, Fineberg SJ, Pelton M, Singh K. Minimally invasive transforaminal lumbar interbody fusion: one surgeon's learning curve. Spine J. 2014; 14(8):1460–1465.

[21] Lee KH, Yeo W, Soeharno H, Yue WM. Learning curve of a complex surgical technique: minimally invasive transforaminal lumbar interbody fusion (MIS TLIF). J Spinal Disord Tech. 2014; 27(7):E234–E240.

[22] Schizas C, Tzinieris N, Tsiridis E, Kosmopoulos V. Minimally invasive versus open transforaminal lumbar interbody fusion: evaluating initial experience. Int Orthop. 2009; 33(6):1683–1688.

[23] Schwender JD, Holly LT, Rouben DP, Foley KT. Minimally invasive transforaminal lumbar interbody fusion (TLIF): technical feasibility and initial results. J Spinal Disord Tech. 2005; 18 Suppl:S1–S6.

[24] Tian NF, Wu YS, Zhang XL, Xu HZ, Chi YL, Mao FM. Minimally invasive versus open transforaminal lumbar interbody fusion: a meta-analysis based on the current evidence. Eur Spine J. 2013; 22(8):1741–1749.

[25] Brodano GB, Martikos K, Lolli F, et al. Transforaminal lumbar interbody fusion in degenerative disk disease and spondylolisthesis Grade I: minimally invasive versus open surgery. J Spinal Disord Tech. 2015; 28(10): E559–E564.

[26] Kim CW, Doerr TM, Luna IY, et al. Minimally invasive transforaminal lumbar interbody fusion using expandable technology: a clinical and radiographic analysis of 50 patients.World Neurosurg. 2016; 90:228–235.

[27] Dorward IG, Lenke LG, Bridwell KH, et al. Transforaminal versus anterior lumbar interbody fusion in long deformity constructs: a matched cohort analysis. Spine. 2013; 38(12):E755–E762.

第三章　后路撑开系统

Mohammed Abbas, Benjamin Khechen, Brittany E. Haws, Ankur S. Narain, Fady Hijji, Kaitlyn L. Cardinal, Jordan A. Guntin, Kern Singh

3.1　介绍

3.1.1　撑开器的组成

撑开系统由各种部件组成，包括管状扩张器、框架、撑开器、照明设备和摄像机。管状扩张器是薄壁的管状结构，用于通过分离肌肉获得脊柱工作通道。为了在手术暴露时分离必要的肌肉，需要按顺序插入一系列的同轴扩张器[1]。框架是金属或塑料结构，这样就可以将撑开器组件连接并锚定到手术床上。在可扩展系统中，框架通常包含必要的端口以适应撑开器的大小。撑开器可由管状结构或叶片系统组成。管状撑开器和管状扩张器一样是薄壁的，以提供附近肌肉的均匀性压力分布[1]。由于它们的形状，它们也提供了清晰的手术通道。与管状撑开器不同，叶片撑开器需要肌肉张力保持位置[1]。另外，这些撑开器允许在颅尾平面和内外侧平面进行撑开。根据手术解剖，各种叶片长度和形状可供选择，提供适当的撑开深度和方向。最后，在适当的手术场景中，照明和摄像系统可以固定在撑开框架或撑开器上提高可视程度。

3.1.2　撑开系统的类型

固定系统对比可扩展系统

固定撑开系统是指插入目标组织区域后在头尾或内外平面无法调节的系统。这些撑开器典型的组成是由阳极化金属组成，可作为管状或叶片系统使用。这些系统可部分或完全透过射线，获得的透视图像没有撑开器组件的干扰。因为管状通道的大小一致，固定管状系统的好处是包括最小的肌肉损伤和限制施加在椎管旁肌肉周围的压力。而固定系统有不同长度的撑开器，如果需要调整大小需要完全更换撑开器。另一方面，可扩展系统包含允许调整头尾侧和内外侧的撑开方向。因此，需要调整手术暴露角度的任何重新定位都不需要取出撑开器。但是可能发生肌肉损伤，并且需要更大的撑开范围，这增加了手术暴露损伤的风险。

基于椎弓根螺钉的系统

以椎弓根螺钉为基础的撑开系统用于一些退行性疾病或需要椎弓根螺钉和连接棒结构固定或复位的创伤的病例。这些系统由附着在固定点的椎弓根螺钉上的经皮撑开塔组成。而各种各样的撑开塔目前是可用的（图3.1），标准的装置包括一个简单的塔结构连接到椎弓根尾帽[2]。

软性的撑开塔利用一个柔软的，可延展的套筒，提供了一个增强的手术视野图像[2]。复位提吊，目前使用最多的类型，是与螺钉联合在一起的，包含一个扩展的内螺纹，允许更大的矫形能力[2]。总的来说，椎弓根螺钉系统的优点包括：由于结构固定在螺钉上，减少了撑开器的移动，增加了解剖标志的可视化。然而，可能出现椎弓根骨折和螺钉下沉，因为螺钉的撑开通常是为了

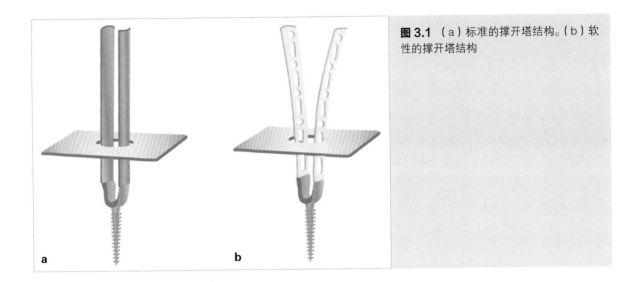

图3.1 （a）标准的撑开塔结构。（b）软性的撑开塔结构

方便可视化和进行椎体间融合。

3.1.3 并发症

　　由于微创手术更小的暴露，因此减少了医源性组织创伤，但是使用管状扩张器和撑开系统与特有的一些并发症有关。如果撑开系统的错误位置，无论执行何种特定的微创脊柱（MIS）手术，都与短暂性神经损伤，包括麻木、感觉异常和疼痛有关 [3, 4]。使用管状撑开器同样会减少触觉反馈和整体的手术暴露，因此增加了医源性损伤的风险和术中需要解决问题的困难 [1]。

3.2 静态撑开系统

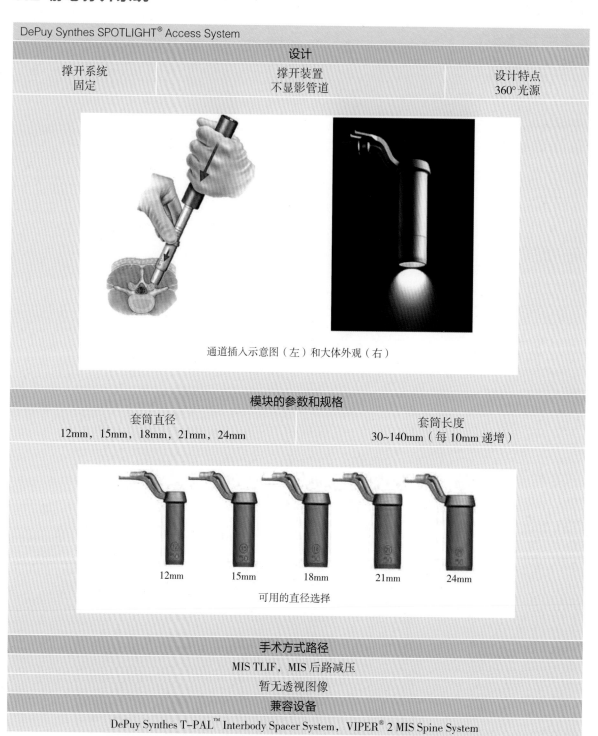

DePuy Synthes SPOTLIGHT® Access System

设计		
撑开系统 固定	撑开装置 不显影管道	设计特点 360°光源

通道插入示意图（左）和大体外观（右）

模块的参数和规格	
套筒直径 12mm，15mm，18mm，21mm，24mm	套筒长度 30~140mm（每10mm递增）

12mm　　15mm　　18mm　　21mm　　24mm

可用的直径选择

手术方式路径

MIS TLIF，MIS 后路减压

暂无透视图像

兼容设备

DePuy Synthes T–PAL™ Interbody Spacer System，VIPER® 2 MIS Spine System

Medtronic METRx® II System

设计

| 撑开系统
固定 | 撑开装置
不显影管道 | 设计特点
撑开器的尖端具有 20° 倾斜角可以对接到椎板上 |

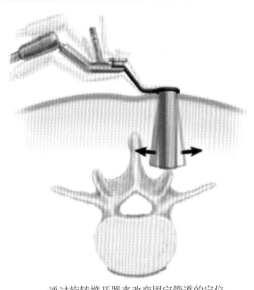

通过旋转撑开器来改变固定管道的定位

模块的参数和规格

	撑开器的直径和组成				扩张器直径
组成	有倾斜角的不锈钢通道	直的不锈钢通道	有倾斜角的一次性通道	直的一次性通道	5.3mm，9.4mm，12.8mm，14.6mm，16.8~24.8mm（每 2mm 递增）
宽度	14mm，16mm，18mm，20mm	22mm，26mm	18mm	22mm，26mm	
长度	30~90mm（每 10mm 递增）				

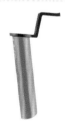 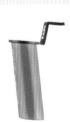 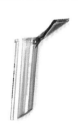 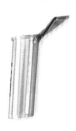

可使用的撑开器（从左到右：有倾斜角的不锈钢通道，直的不锈钢通道，有倾斜角的一次性通道，直的一次性通道）

手术方式路径

MIS TLIF，MIS 后路减压

暂无透视图像

兼容设备

Medtronic CD Horizon® Posterior Stabilization System

RTI Surgical Clarity® MIS Port System

设计		
撑开系统 固定	撑开装置 不显影管道	设计特点 铝端口双光源接入

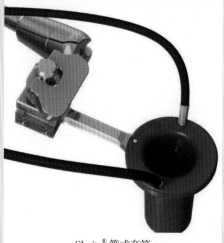

Clarity® 管式套筒

模块的参数和规格	
套筒直径 18mm，22mm 和 26mm	套筒长度 50~120mm（每 10mm 递增）

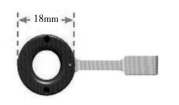 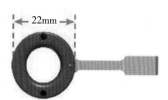 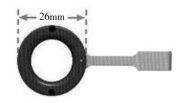

Clarity® 管式套筒的可用直径

手术方式路径

MIS TLIF，MIS 后路减压

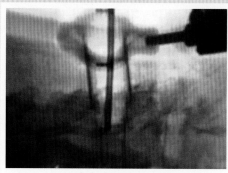

Clarity® 系统的侧位透视图像

兼容设备

RTI Surgical Streamline® MIS Spinal Fixation System，Bullet-Tip，T-Plus™ Interbody Cages

Zimmer Biomet Viewline™ Tube Retraction System

设计		
撑开系统 固定	撑开装置 不显影管道	设计特点 具有双光源端口的旋转辅助臂

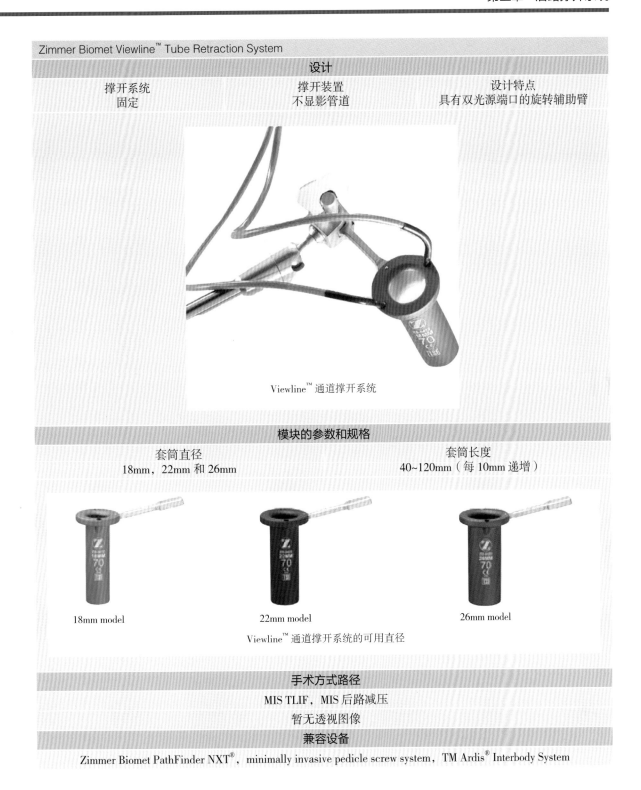

Viewline™ 通道撑开系统

模块的参数和规格	
套筒直径 18mm，22mm 和 26mm	套筒长度 40~120mm（每 10mm 递增）

18mm model　　　22mm model　　　26mm model

Viewline™ 通道撑开系统的可用直径

手术方式路径

MIS TLIF，MIS 后路减压

暂无透视图像

兼容设备

Zimmer Biomet PathFinder NXT®，minimally invasive pedicle screw system，TM Ardis® Interbody System

3.3 可扩展的撑开器系统

Alphatec Spine Illico® Posterior Thoracolumbar Retractor System		
设计		
撑开系统 固定	撑开装置 管状叶片	设计特点 独立的叶片撑开可以扩大手术通路
斜向扳手	Illico® 扩展撑开器	撑开工具
模块的参数和规格		
角度 可抬高 15°	弯曲的叶片长度 40~130mm（每 10mm 递增）	撑开工具 最大撑开 24mm×43mm
手术方式路径		
MIS TLIF，MIS 后路减压		
暂无透视图像		
兼容设备		
Alphatec Spine Illico® Poster Fixation System，Novel® Spinal Spacer Systems		

Globus Medical MARS™ Minimal Access Retractor System

设计

撑开系统	撑开装置	设计特点
可扩展的	管状叶片	透射线叶片提供独立的扩展和角度调整

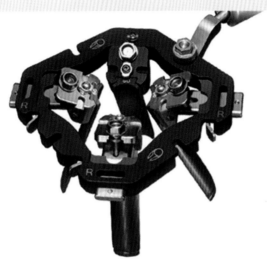

直面的内外叶片和斜面头尾叶片提供多种解剖视野

模块的参数和规格

角度	内外和头尾叶片长度	套管直径
可抬高 20°	40~120mm（10mm 递增）	2mm，5mm，8mm，12mm，15mm，18mm，22mm

手术方式路径

MIS TLIF，微创后路减压

暂无透视图像

兼容设备

Globus Medical REVOLVE® Stabilization System，Interbody Spacer Systems

Medtronic MAST® Quadrant™ Retractor System

设计		
撑开系统 可扩展的	撑开装置 管状叶片	设计特点 可拆卸撑开器设置在内侧 / 外侧方向

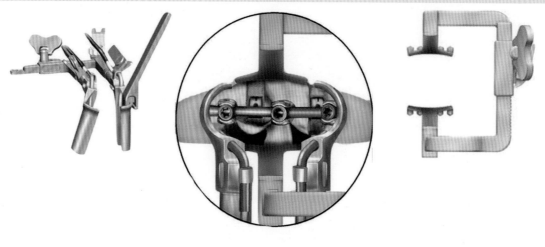

MAST® Quadrant™ 撑开系统利用 4 个可定制的叶片减小组织损伤

模块的参数和规格	
叶片长度 40~80mm（每 10mm 递增）	内外侧叶片长度 50mm，70mm，90mm（窄型和宽型选择）

手术方式路径
MIS TLIF，MIS 后路减压
暂无透视图像

兼容设备
Medtronic CD Horizon® Posterior Stabilization System，Interbody Spacer Systems

SeaSpine iPassage™ MIS Retractor

设计

撑开系统	撑开装置	设计特点
可扩展的	管状叶片	反向撑开器提高手术通路视野

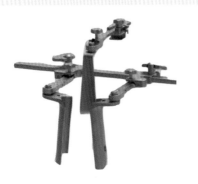

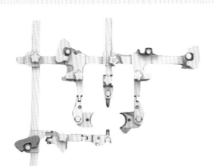

扩展的撑开器允许抬高 30°　　　　　　反向撑开器提供 3~4 个叶片结构

模块的参数和规格

弯钩 长度	扇形叶片 长度	撑开叶片 长度	反向撑开叶片 长度	扩张器	
				组成	直径
40~100mm	50~120mm	50~120mm	40~120mm	不锈钢	8mm
（每 10mm 递增）	（每 10mm 递增）	（每 10mm 递增）	（每 10mm 递增）	可透射线的铝	13mm，18mm，22mm

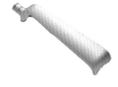
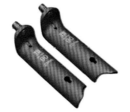
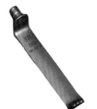

弯钩　　　　扇形叶片　　　撑开叶片（22mm 闭合时直径）　　　反向撑开叶片（14mm 宽）

手术方式路径

MIS TLIF，MIS 后路减压

暂无透视图像

兼容设备

SeaSpine NewPort™ Posterior Stabilization System

平面叶片

Stryker LITe® Midline retractor		
设计		
撑开系统 可扩展的	撑开装置 平面叶片	设计特点 当附在叶片手柄时横切连接器防止叶片旋转

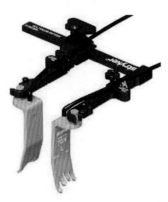 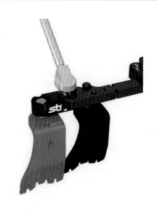

不透线的撑开叶片提供向上 30° 抬高	两片叶片在一边以适应多层次的操作

模块的参数和规格		
角度 可抬高 30°	叶片宽度 25mm 和 35mm	叶片长度 40~120mm（每 10mm 递增）
手术方式路径		
MIS TLIF，MIS 后路减压		

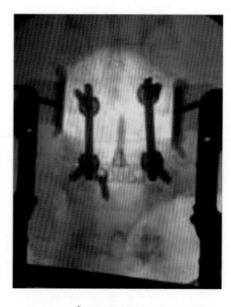

Stryker LITe® 中线撑开器前后位透视图像

兼容设备
Stryker Supplemental Fixation System for MIS，Interbody Spacer Systems

3.4　基于椎弓根螺钉的撑开系统

K2 M SERENGETI® Minimally Invasive Retractor System

设计		
撑开系统 基于椎弓根螺钉的	撑开装置 软性的撑开架	设计特点 聚合物设计允许在螺钉置入 过程中进行脊髓电生理监测

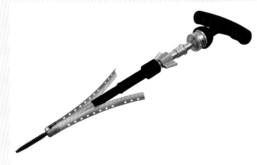

经皮引导椎弓根螺钉的设计

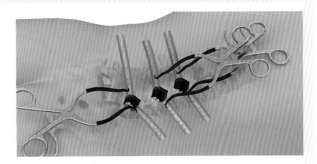

提供直接的可视化和通向螺钉头端

模块的参数和规格	
扩张器选项 内外扩张器	空心丝攻的直径 4mm，4.5~8.5mm（每 1mm 递增）

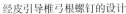

内扩张器　　　　　　　　外扩张器　　　　　　　　空心头

手术方式路径
MIS TLIF，MIS 后路减压
暂无透视图像

兼容设备
K2 M EVEREST® Minimally Invasive Spinal System

K2 M Terra Nova® Minimally Invasive Access System

设计		
撑开系统 基于椎弓根螺钉的	撑开装置 软性的撑开架	设计特点 聚合物设计允许在螺钉置入 过程中进行脊髓电生理监测

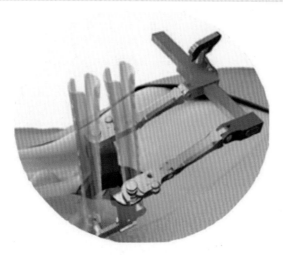 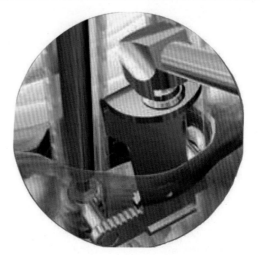

K2 M Terra Nova® 撑开器置入 撑开器撑开叶片减少肌肉损伤

模块的参数和规格		
内侧 / 外侧叶片 宽：14mm 和 23mm 长：40~90mm（每 10mm 递增）	钩 长：40~90mm（每 10mm 递增） 提供中央撑开	撑开器的撑开叶片 宽：小号，中号，大号 长：50mm，70mm，90mm

手术方式路径
MIS TLIF，MIS 后路减压
暂无透视图像

兼容设备
K2 M SERENGETI®，ALEUTIAN® Interbody Spacer Systems

NuVasive MaXcess® Mas® PLIF Access System

设计

撑开系统	撑开装置	设计特点
基于椎弓根螺钉的	平面叶片	螺钉柄附件和椎弓根柄插入提高稳定性

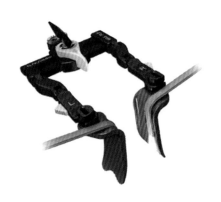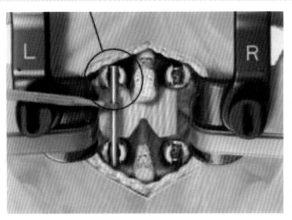

NuVasive MaXcess® Mas® PLIF 通道系统的特点是低频光源能够增强可视化

模块的参数和规格

平面叶片长度	平面叶片宽度	柄的直径和长度
60~120mm（每 10mm 递增）	窄，宽	直径：4.5mm，5.0mm，5.5mm，6.5mm 长度：25~40mm（每 5mm 递增）

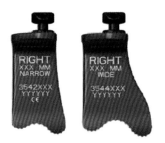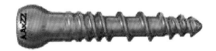

窄和宽的平面叶片选择　　　　　　　　柄独特的螺纹图形显示

手术方式路径

MIS PLIF，MIS 后路减压

暂无透视图像

兼容设备

NuVasive CoRoent® MAS® PLIF Interbody System，Precept® MAS® PLIF Fixation System

NuVasive MaXcess® Mas® TLIF 2 Main Access System

设计		
撑开系统 基于椎弓根螺钉的	撑开装置 分离管状叶片	设计特点 内侧叶片便于对侧通道进入

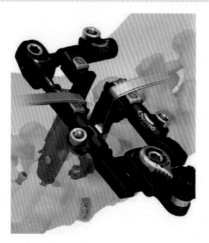 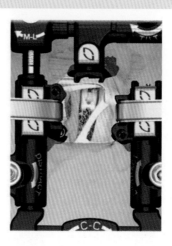

基于椎弓根螺钉的撑开器侧边固定是为了提高直视下和透视下的可视化

模块的参数和规格		
对开叶片长度 40~140mm（每10mm递增）	扩张器直径 8~20mm（每4mm递增）	内侧叶片大小 超小，小，中，大，特大

手术方式路径
MIS TLIF，MIS 后路减压
暂无透视图像

兼容设备
NuVasive Precept® Posterior Fixation System，Reline® Modular Screw System，Interbody Spacer Systems

参考文献

[1] Syed ON, Foley KT. History and evolution of minimally invasive spine surgery. In: Phillips FM, Lieberman IH, Polly Jr. DW, Wang MY, eds. Minimally Invasive Spine Surgery: Surgical Techniques and Disease Management. 1st ed. New York, New York: Springer; 2014:5.

[2] Mobbs RJ, Phan K. History of retractor technologies for percutaneous pedicle screw fixation systems. Orthop Surg. 2016; 8(1):3–10.

[3] Knight RQ, Schwaegler P, Hanscom D, Roh J. Direct lateral lumbar interbody fusion for degenerative conditions: early complication profile. J Spinal Disord Tech. 2009; 22(1):34–37.

[4] Rodgers WB, Gerber EJ, Patterson J. Intraoperative and early postoperative complications in extreme lateral interbody fusion: an analysis of 600 cases. Spine. 2011; 36(1):26–32.

第四章　后路融合器

Adam B. Wiggins, Benjamin Khechen, Brittany E. Haws, Ankur S. Narain, Fady Hijji, Kamran Movassaghi, Kaitlyn L. Cardinal, Jordan A. Guntin, Kern Singh

4.1 简介

4.1.1 椎间融合器的概述

椎间融合器技术自首次用于脊柱融合以来，一直在不断发展。最初，自体骨移植用于诱导融合；然而，这通常与术后严重并发症有关 [1-5]。椎间融合器最终被开发为一个独立的结构，以提高椎间隙内的稳定性和牵张力，同时促进骨长入 [6, 7]。椎间融合器可以提高融合率，同时减少术后疼痛、住院时间和并发症发生率 [8]。腰椎后路椎间融合器的适应证见表 4.1。各种各样的腰椎椎间融合器被研发以最大限度地提高植入物矫正畸形的能力，提供机械稳定性，并为脊椎关节融合术提供最佳的环境。为了实现这一点，椎间融合器必须具有较小的材料体积，以最大限度地增加骨移植的体积 [9]。此外，椎间融合器必须具有较大的接触面积，以优化椎体终板和椎间融合器之间的界面 [10]。最后，椎间融合器应提供椎间隙高度和前凸角度的恢复，同时恢复前柱的负荷 [11]。

4.1.2 椎间融合器的分类

椎间融合器的形态结构——标准型融合器

椎间融合器分为 3 种不同的结构类型：水平圆柱型（HCs）、垂直环型（VRs）和盒型（OBs）。水平圆柱型是最早开发的结构之一，在矫正畸形和提供稳定性方面被认为是有效的 [12]。然而，这类椎间融合器在今天的手术中并不经常使用。

垂直环型是另一种类型的椎间融合器。这些椎间融合器用于腰椎的前后侧入路。垂直环型融合器最初是从股骨皮质环的设计改编而来的 [13]。这种结构的融合器具有适度的矫正机械变形的能力。先前已被证明能很好地维持椎间盘高度，通常在术后 1 年平均损失 1mm[9]。此外，椎间孔面积的增加与水平圆柱型的效果相似 [9]。

盒型融合器是第 3 种几何形态的椎间融合器（图 4.1）。它们是最常用的椎间融合器结构之一，通常用于微创经椎间孔腰椎间融合（MIS TLIF）[14]。盒型椎间融合器在矫正机械畸形、实现稳定性和促进关节融合方面取得了令人满意的结果 [9]。采用适当的外科技术，盒型融合器可以恢复椎间隙高度，并可能增加椎间孔面积 [9]。盒型融合器恢复腰椎前凸的效果也被证明与水平圆柱形融

表 4.1　后路腰椎融合器的手术适应证
适应证
·椎间盘病变（单节段或双节段）
·椎体滑脱（仅限 G1）
·椎管狭窄
·脊柱畸形

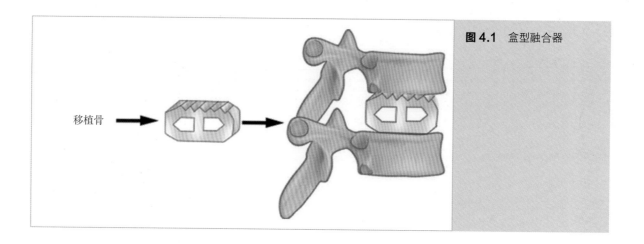

移植骨

图 4.1 盒型融合器

合器相似 [14]。这些融合器最近被改进为楔形形状，以改善前凸。盒型椎间融合器也展现了优秀的融合率，这可能与有足够的体积可供骨移植和与椎体终板有较大的接触面积有关。

椎间融合器的形态结构——可撑开融合器

为了克服微创技术带来的一些挑战，最近开发了可撑开椎间融合器。由于微创后路手术通道狭窄和解剖定位，这些技术中使用的椎间融合器通常尺寸有限 [15, 16]。这些较小的植入物减少了椎体终板和椎间融合器之间的接触面积，增加了下沉和假性关节病的风险 [16-18]。一些可撑开的椎间融合器能够在内侧、外侧和头端、尾端的终板进行撑开。这些特性可以通过增加与植入物接触的椎体终板的表面积来促进融合并降低下沉率。然而，尽管这些理论上有益处，关于可撑开融合器的临床疗效数据仍然有限 [15, 19]。

椎间融合器的材质

两种主要的材料通常用于椎间融合器：金属和碳纤维。钛是用于金属融合器的主要材料，PEEK（聚醚醚酮）通常用于碳纤维融合器。为了确定一种特殊材料作为椎间融合器的成功与否，通常需要评估其生物学反应、生物力学强度和放射学特征。

钛和聚醚醚酮保持架在关节融合和生物力学强度方面都表现出良好的效果。由于材料的强度，与聚醚醚酮融合器相比，钛材质的融合器被认为具有更高的稳定性和更小的微动 [9]。然而，聚醚醚酮融合器可能比钛融合器具有一些优势，包括可以避免金属过敏、透射率和减少 MRI 上的伪影 [20-24]。这些放射学上的优势使得术后能够更好地分析关节融合术。

聚醚醚酮融合器也表现出适度的刚度和一定的弹性，有可能增加椎间融合率 [21]。然而，尽管有这些优点，聚醚醚酮融合器是否优于钛融合器仍然存在争议 [25]。既往研究已经证明了钛和聚醚醚酮融合器的融合率相似 [25]。

4.1.3 微创经椎间孔腰椎融合器

自从 Holly 等引入 MIS TLIF 以来，与传统的开放式后路技术相比，MIS TLIF 已被证明可减少出血量、术后疼痛和住院时间 [27-32]。因此，MIS TLIF 已越来越多地用于退行性腰椎疾病、创伤和畸形的治疗。然而，这项技术需要外科医生熟悉和掌握各种微创器械的手术经验以及入路。

4.2 静态碳纤维融合器

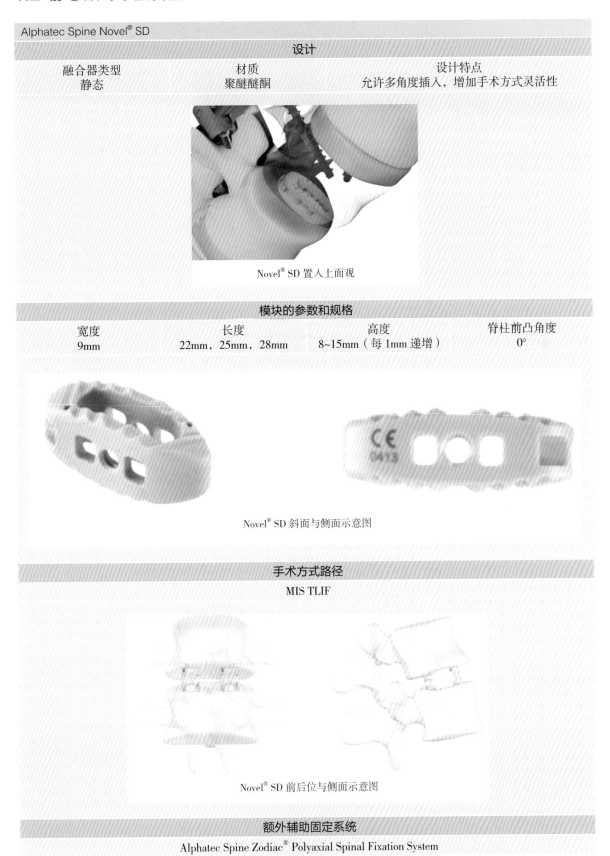

Alphatec Spine Novel® SD

设计		
融合器类型 静态	材质 聚醚醚酮	设计特点 允许多角度插入，增加手术方式灵活性

Novel® SD 置入上面观

模块的参数和规格			
宽度 9mm	长度 22mm，25mm，28mm	高度 8~15mm（每 1mm 递增）	脊柱前凸角度 0°

Novel® SD 斜面与侧面示意图

手术方式路径
MIS TLIF

Novel® SD 前后位与侧面示意图

额外辅助固定系统
Alphatec Spine Zodiac® Polyaxial Spinal Fixation System

Alphatec Spine Novel® Tapered TL

设计		
融合器类型 静态	材质 聚醚醚酮	设计特点 双边凸起形状可以增加终板接触面积

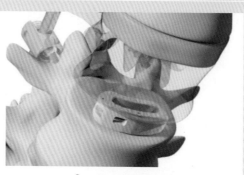

Novel® Tapered TL 置入上面观

模块的参数和规格			
宽度 10mm	长度 24mm，28mm，30mm	高度 6~15mm（每 1mm 递增）	脊柱前凸角度 0°

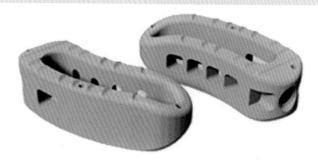

Novel® Tapered TL 斜面示意图

手术方式路径

MIS TLIF

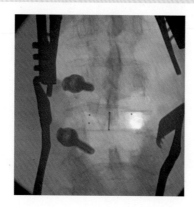 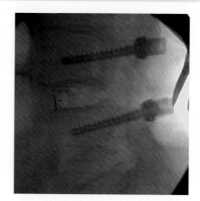

Novel® Tapered TL 的前后位与侧位透视图像

额外辅助固定系统

Alphatec Zodiac® Polyaxial Spinal Fixation System

DePuy Synthes OPAL™ Spacer System

设计

融合器类型	材质	设计特点
静态	聚醚醚酮	允许两种置入方式

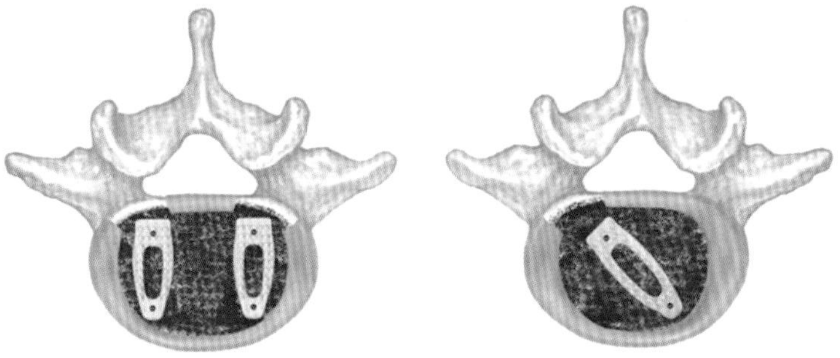

OPAL™的双边置入（左）与单枚斜插示意图

模块的参数和规格

宽度	长度	高度	脊柱前凸角度
9mm，10mm	28mm，32mm	7~17mm（每1mm递增）	0°

OPAL Revolve（右）独特的斜面设计可用于其特殊的旋转插入技术

手术方式路径

MIS PLIF

暂无透视图像

额外辅助固定系统

DePuy Synthes posterior stabilization system for MIS

DePuy Synthes T–PAL™ Interbody Spacer System

设计		
融合器类型 静态	材质 聚醚醚酮	设计特点 TRACK 技术可提高融合器的稳定性

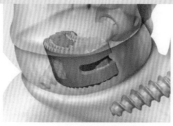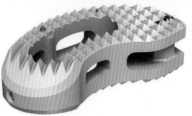

TPAL™ 的置入上面观与大体示意图

模块的参数和规格			
宽度 10mm，12mm	长度 28mm，32mm	高度 7~17mm（每 1mm 递增）	脊柱前凸角度 5°

手术方式路径
MIS TLIF

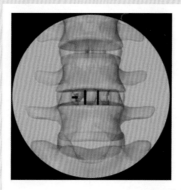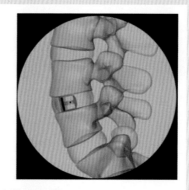

TPAL 的正位与侧位透视图像

额外辅助固定系统
DePuy Synthes posterior stabilization system for MIS

Globus Medical SUSTAIN®–R Arch

设计		
融合器类型 静态	材质 聚醚醚酮	设计特点 符合椎体轮廓的独特形状设计

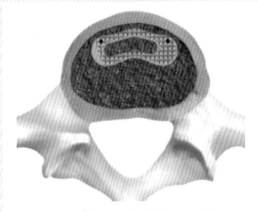

SUSTAIN®–R Arch 的置入上面观示意图

模块的参数和规格			
宽度 10mm	长度 27mm，30mm	高度 7~17mm（每 2mm 递增）	脊柱前凸角度 0°

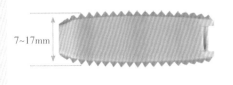

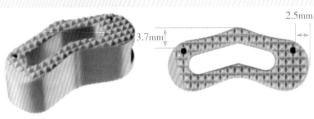

SUSTAIN®–R Arch 的正面（左）、斜面（中）与上面（右）示意图

手术方式路径
MIS TLIF
暂无透视图像

额外辅助固定系统
Globus Medical REVOLVE® posterior stabilization system

Globus Medical SUSTAIN®-O

Cage 设计

融合器类型 静态	材质 聚醚醚酮	设计特点 优秀的楔形的表面特点，抗拔出的反向锯齿

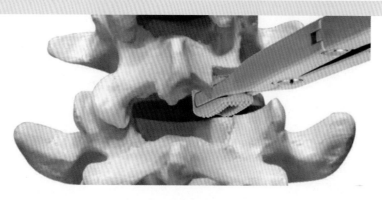

SUSTAIN®-O 具有前锥形边缘和圆角，以增强对置入过程中的控制

模块的参数和规格

宽度 8mm，10mm，12mm	长度 22mm，26mm，30mm	高度 8~13mm，15mm，17mm	脊柱前凸角度 7°

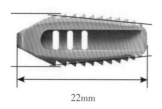 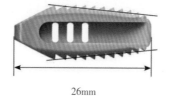 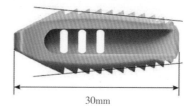

22mm   26mm   30mm

SUSTAIN®-O 的可用长度

手术方式路径

MIS TLIF

暂无透视图像

额外辅助固定系统

Globus Medical REVOLVE® posterior stabilization system for MIS

Globus Medical SUSTAIN®–R Small and Small Narrow

设计

融合器类型	材质	设计特点
静态	聚醚醚酮	大面积轴向植骨空间有助于融合

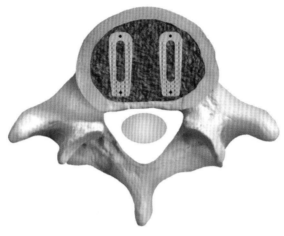

SUSTAIN®–R Small 和 Small Narrow 被设计用于双边置入

模块的参数和规格

宽度	长度	高度	脊柱前凸角度
8mm，10mm	22mm	7~17mm（每 2mm 递增）	7°

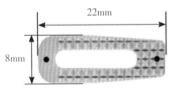 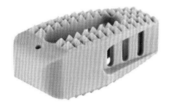 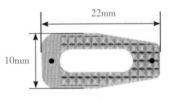

SUSTAIN®–R 的斜面示意图（中）以及可选的横截面积示意图

手术方式路径

MIS TLIF

暂无透视图像

额外辅助固定系统

Globus Medical REVOLVE® posterior stabilization system for MIS

K2 M ALEUTIAN® AN and AN Oblique Interbody Systems

设计		
融合器类型 静态	材质 聚醚醚酮	设计特点 头部子弹头形，减少终板处理过程

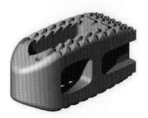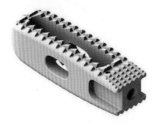

ALEUTIAN® AN 示意图（左）以及 AN Oblique（右）示意图

模块的参数和规格			
宽度 8.5mm 斜面：8.5mm，10mm，12mm	长度 22mm，28mm 斜面：28mm，32mm	高度 6~13mm，15mm，17mm 斜面：7~15mm	脊柱前凸角度 0°

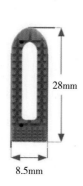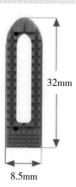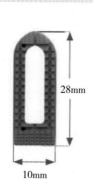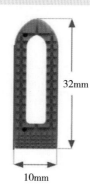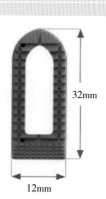

AN Oblique 的可用规格

手术方式路径
MIS TLIF

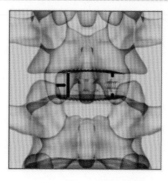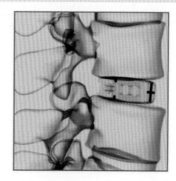

ALEUTIAN® AN 的正位与侧位透视图像

额外辅助固定系统
K2 M Terra Nova® Minimally Invasive Access System

K2 M ALEUTIAN® TLIF 2

设计

融合器类型	材质	设计特点
静态	聚醚醚酮	带有活动关节的插入器可以原位旋转 0° ~60°

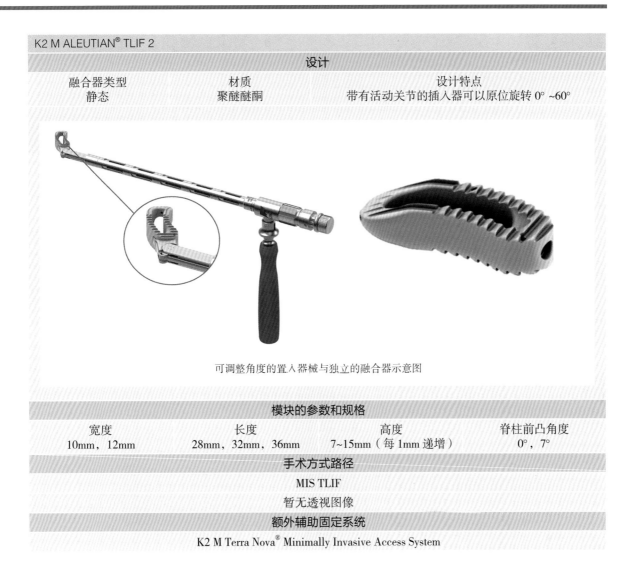

可调整角度的置入器械与独立的融合器示意图

模块的参数和规格

宽度	长度	高度	脊柱前凸角度
10mm，12mm	28mm，32mm，36mm	7~15mm（每 1mm 递增）	0°，7°

手术方式路径

MIS TLIF

暂无透视图像

额外辅助固定系统

K2 M Terra Nova® Minimally Invasive Access System

NuVasive CoRoent® Large Contoured

设计		
融合器类型 静态	材质 聚醚醚酮	设计特点 融合器弧度与椎体轮廓相符

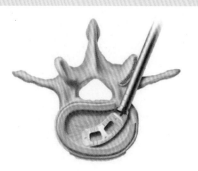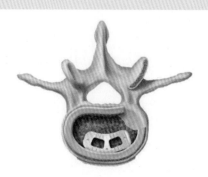

CoRoent® Large Contoured 的置入过程与最终放置位置示意图

模块的参数和规格			
宽度 9mm，11mm	长度 25mm	高度 8~14mm（每2mm递增）	脊柱前凸角度 8°

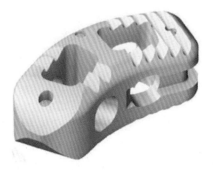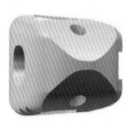

CoRoent® Large Contoured 的斜面（左）与侧面（右）示意图

手术方式路径
MIS TLIF，MIS LLIF
暂无透视图像

额外辅助固定系统
NuVasive Precept® posterior stabilization system

NuVasive CoRoent® Large Narrow and Wide

设计

融合器类型	材质	设计特点
静态	聚醚醚酮	适用于椎间孔入路，后入路，外侧入路

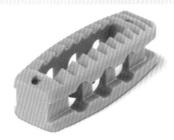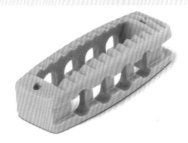

CoRoent® Large Narrow（左）与 Large Wide（右）示意图

模块的参数和规格

宽度	长度	高度	脊柱前凸角度
9mm，11mm	25mm，30mm	8~14mm（每 2mm 递增）	0°

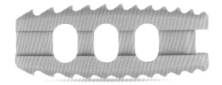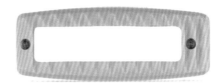

CoRoent® Large Narrow 的侧视图（左）与 Large Wide 俯视（右）示意图

手术方式路径

MIS PLIF，MIS TLIF

暂无透视图像

额外辅助固定系统

NuVasive Precept® posterior stabilization system

NuVasive CoRoent® Large Oblique（LO）Interbody Cage Device

设计		
融合器类型 静态	材质 聚醚醚酮	设计特点 专为斜外侧入路设计

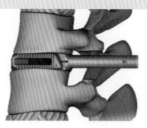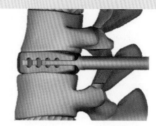

CoRoent® Large Oblique 独特的插入旋转技术

模块的参数和规格

宽度 10mm	长度 25mm，30mm，35mm，40mm	高度 8mm，10mm，12mm，14mm	脊柱前凸角度 5°

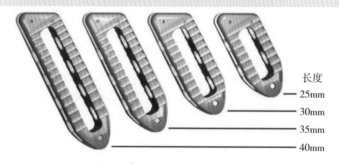

长度
—— 25mm
—— 30mm
—— 35mm
—— 40mm

CoRoent® Large Oblique 的可用规格

手术方式路径

MIS TLIF，MIS LLIF

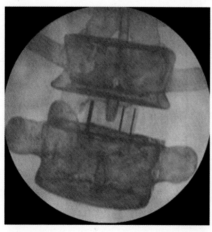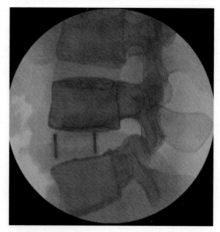

CoRoent® Large Oblique 的正位和侧位透视图像

额外辅助固定系统

NuVasive Precept® posterior stabilization system

NuVasive CoRoent® Large Tapered Interbody Cage Device

设计

融合器类型	材质	设计特点
静态	聚醚醚酮	符合腰椎前凸的设计，适当重建矢状位平衡

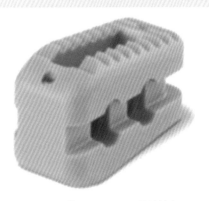

CoRoent® Large Tapered 设计特点

模块的参数和规格

宽度	长度	高度	脊柱前凸角度
9mm	20mm	8~14mm（每2mm递增）	8°，15°

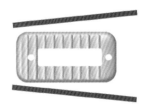 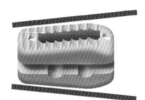 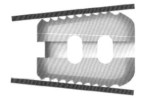

CoRoent® Large Tapered 具有专利的插入旋转技术

手术方式路径

MIS PLIF，MIS LLIF

暂无透视图像

额外辅助固定系统

NuVasive Precept® posterior stabilization system

NuVasive CoRoent® MAS® PLIF

设计		
融合器类型 静态	材质 聚醚醚酮	设计特点 根据椎体外缘轮廓设计避免损伤神经根

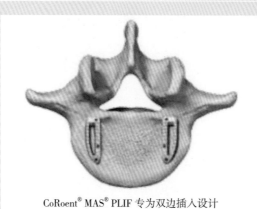

CoRoent® MAS® PLIF 专为双边插入设计

模块的参数和规格			
宽度 9mm	长度 23mm，28mm	高度 8~14mm（每 1mm 递增）	脊柱前凸角度 4°，8°，12°

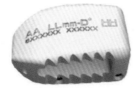 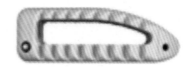 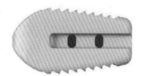

CoRoent® MAS® PLIF 的斜面（左）俯视（中）与侧面（右）示意图

手术方式路径

MIS PLIF

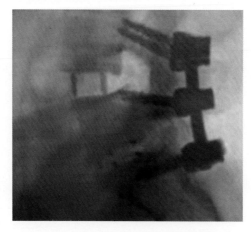

CoRoent® MAS® PLIF 的侧位透视图像

额外辅助固定系统

NuVasive Precept® posterior stabilization system

RTI surgical bullet-tip

设计

融合器类型	材质	设计特点
静态	聚醚醚酮	子弹头形状的头部方便插入

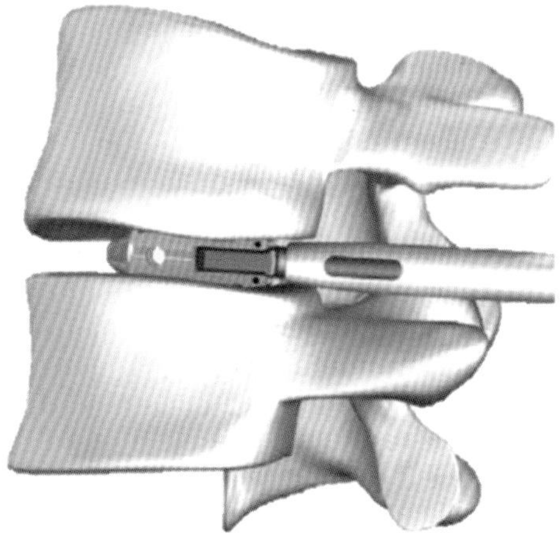

bullet-tip 置入示意图

模块的参数和规格

宽度	长度	高度
8~17mm（每 1mm 递增）	22mm，26mm，32mm	8~17mm（每 1mm 递增）

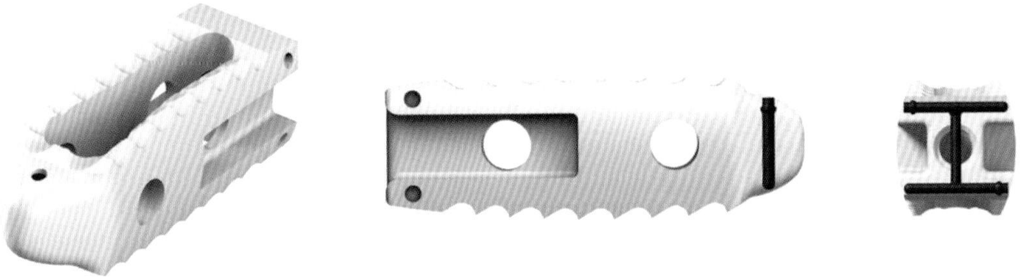

bullet-tip 的斜面、侧面和正面 X 线标记物位置示意图

手术方式路径

MIS TLIF

暂无透视图像

额外辅助固定系统

RTI Surgical Streamline® MIS spinal fixation system

RTI surgical T-Plus™

设计		
融合器类型 静态	材质 聚醚醚酮	设计特点 融合器弧度与椎体轮廓相符

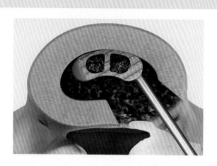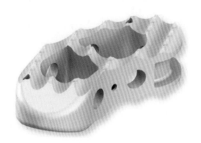

置入后与融合器的大体示意图

模块的参数和规格			
宽度 10mm	长度 27mm，36mm	高度 7~15mm（每 1mm 递增）	脊柱前凸角度 0°，6°

手术方式路径
MIS TLIF

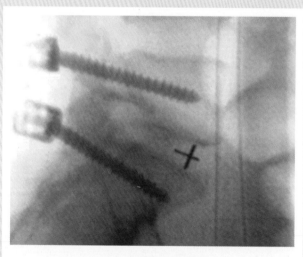

T-Plus™ 的侧位透视图像

额外辅助固定系统
RTI Surgical Streamline® MIS spinal fixation system

SeaSpine Hollywood™

设计

融合器类型	材质	设计特点
静态	聚醚醚酮	融合器弧度与椎体及终板相符

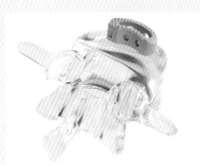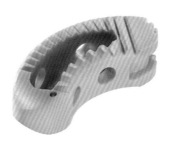

Hollywood™ 斜面示意图

模块的参数和规格

宽度	长度	高度	脊柱前凸角度
11mm	27mm	7~18mm（每 1mm 递增）	8°

手术方式路径

MIS TLIF

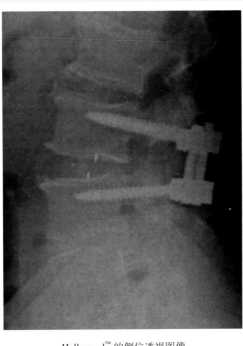

Hollywood™ 的侧位透视图像

额外辅助固定系统

SeaSpine posterior stabilization systems for MIS

SeaSpine Ventura™

设计		
融合器类型 静态	材质 聚醚醚酮	设计特点 安全性更高的融合器锯齿面

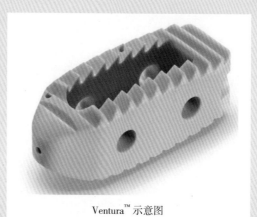

Ventura™ 示意图

模块的参数和规格			
宽度 9mm，11mm	长度 28mm，32mm	高度 7~13mm（每 1mm 递增），15mm，17mm	脊柱前凸角度 0°

手术方式路径
MIS TLIF

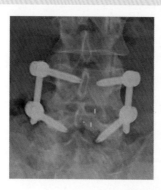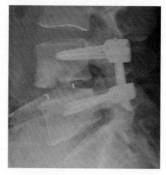

Ventura™ 正位与侧位透视图像

额外辅助固定系统
SeaSpine posterior stabilization systems for MIS

Zimmer Biomet Zyston® Curve Interbody Spacer System

设计

融合器类型	材质	设计特点
静态	聚醚醚酮	有铰链机构允许融合器多角度插入

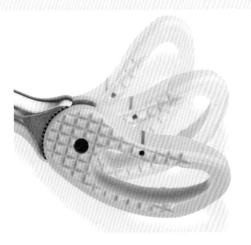

Zyston® Curve Interbody Spacer System 设计示意图

模块的参数和规格

宽度	长度	高度	脊柱前凸角度
10mm	27mm，32mm	7~18mm（每1mm递增）	0°，6°

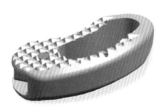 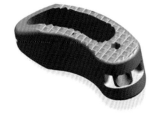

Zyston® Curve Interbody Spacer System 融合器斜面示意图

手术方式路径

MIS TLIF

暂无透视图像

额外辅助固定系统

Zimmer Biomet posterior stabilization systems for MIS

4.3 静态金属椎间融合器

Alphatec Spine Novel® SD

设计		
融合器类型 静态	材质 钛	设计特点 多种入路方式，灵活性好

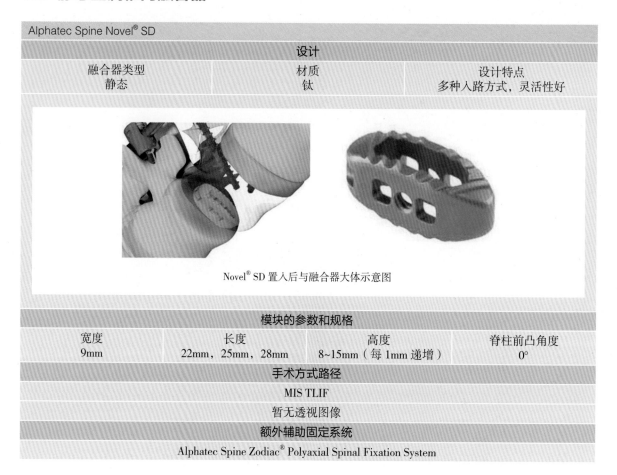

Novel® SD 置入后与融合器大体示意图

模块的参数和规格			
宽度 9mm	长度 22mm，25mm，28mm	高度 8~15mm（每1mm递增）	脊柱前凸角度 0°

手术方式路径
MIS TLIF
暂无透视图像

额外辅助固定系统
Alphatec Spine Zodiac® Polyaxial Spinal Fixation System

DePuy Synthes Concorde® Bullet Ti

设计

融合器类型	材质	设计特点
静态	钛	楔形头部更容易插入

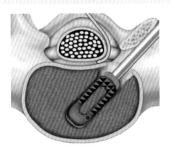 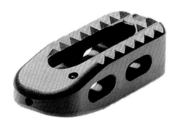

Concorde® Bullet 置入示意图及融合器斜面示意图

模块的参数和规格

宽度	长度	高度	脊柱前凸角度
9mm，11mm	23mm，27mm	7~13mm（每 1mm 递增）	0°，5°

手术方式路径

MIS TLIF

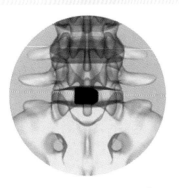 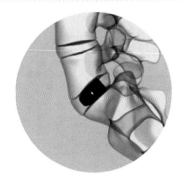

Concorde® Bullet 正位与侧位透视图像

额外辅助固定系统

DePuy Synthes 额外辅助固定系统 for MIS

Globus Medical SUSTAIN® Arch

设计		
融合器类型 静态	材质 钛	设计特点 按照椎体轮廓设计

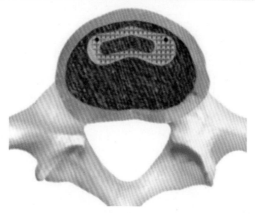

SUSTAIN® Arch 置入示意图（PEEK 模型）

模块的参数和规格			
宽度 10mm	长度 27mm	高度 7~17mm（每 2mm 递增）	脊柱前凸角度 0°

SUSTAIN® Arch 正位与俯视位置入示意图

手术方式路径

MIS TLIF

暂无透视图像

额外辅助固定系统

Globus Medical REVOLVE® posterior stabilization system for MIS

Globus Medical SUSTAIN® Small and Small Narrow

设计		
融合器类型	材质	设计特点
静态	钛	巨大植骨窗利于融合

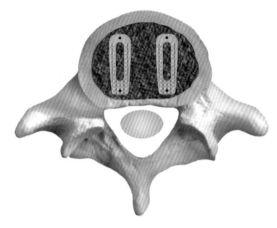

SUSTAIN® Small and Small Narrow 专为双边置入设计（PEEK 模型）

模块的参数和规格			
宽度	长度	高度	脊柱前凸角度
8mm，10mm	22mm	7~17mm（每 2mm 递增）	7°

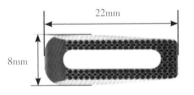 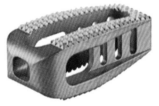 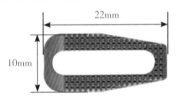

SUSTAIN® Small 斜面示意图（中）以及可选的覆盖面积示意图

手术方式路径
MIS TLIF
暂无透视图像

额外辅助固定系统
Globus Medical REVOLVE® posterior stabilization system for MIS

K2 M CASCADIA™ AN

设计		
融合器类型 静态	材质 钛	设计特点 多孔钛技术利于椎间融合

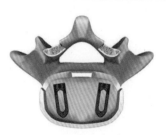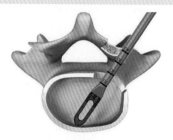

CASCADIA™可用于双边斜插以及单枚斜向插入

模块的参数和规格

宽度 10mm	长度 22mm，28mm，32mm	高度 7~15mm（每1mm递增）	脊柱前凸角度 0°

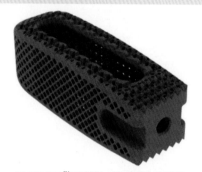

CASCADIA™示意图，注意其凸笼设计

手术方式路径

MIS PLIF，MIS TLIF

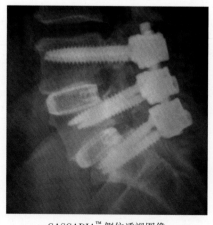

CASCADIA™侧位透视图像

额外辅助固定系统

K2 M Terra Nova® Minimally Invasive Access System

K2 M CASCADIA™ TL

设计

融合器类型	材质	设计特点
静态	钛	多孔钛技术利于椎间融合

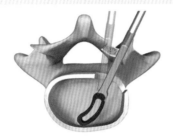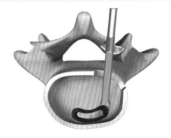

CASCADIA™ 置入过程与最终放置示意图

模块的参数和规格

宽度	长度	高度	脊柱前凸角度
10mm	28mm，32mm	7~15mm	7°

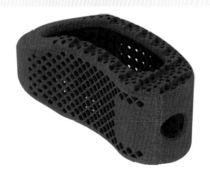

CASCADIA™ TL 示意图，注意其子弹头设计

手术方式路径

MIS TLIF

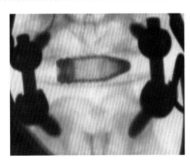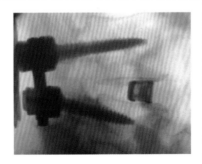

CASCADIA™ TL 正位与侧位透视图像

额外辅助固定系统

K2 M Terra Nova® Minimally Invasive Access System

Stryker Tritanium® PL

设计		
融合器类型 静态	材质 钛	设计特点 表面光滑不易磨损，内部多孔利于融合

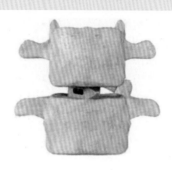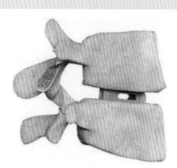

Tritanium® PL 的正位与侧位置入示意图

模块的参数和规格			
宽度 9mm，11mm	长度 23mm	高度 7~14mm（每 1mm 递增）	脊柱前凸角度 0°，6°

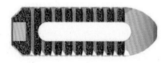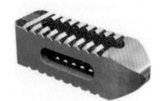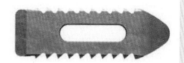

Tritanium® PL 的俯视、斜面与侧面示意图

手术方式路径
MIS PLIF

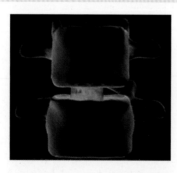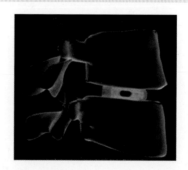

Tritanium® PL 的正位和侧位透视图像

额外辅助固定系统
Stryker Xia CT，Radius，Trio，Techtonix，UniVise®，or ES2® posterior stabilization systems

Zimmer Biomet TM Ardis® Interbody System

设计

融合器类型	材质	设计特点
静态	多孔钽	仿骨小梁的金属材料易于椎间融合

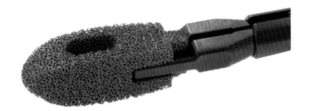

TM Ardis® Interbody System 示意图

模块的参数和规格

宽度	长度	高度	脊柱前凸角度
9mm，11mm	26mm，30mm，34mm	8~14mm（每 1mm 递增），16mm	0°

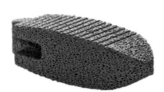 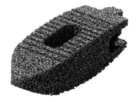

TM Ardis® Interbody System 融合器斜面示意图

手术方式路径

MIS PLIF，MIS TLIF

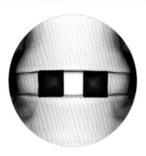 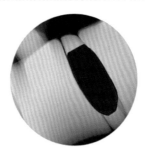

TM Ardis® Interbody System 正位、侧位透视图像

额外辅助固定系统

Zimmer Biomet Pathfinder NXT® posterior stabilization systems

4.4 静态混合材料椎间融合器

Alphatec Spine Battalion™ PC

设计

融合器类型 静态	材质 聚醚醚酮以及苯乙烯	设计特点 特殊的器械可以在 180°锁止融合器， 插入更方便，弧形构造更贴合

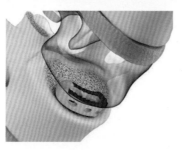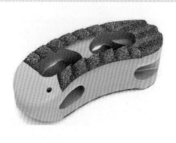

Alphatec Spine Battalion™ PC 的插入与融合器示意图

模块的参数和规格

宽度 10mm	长度 25mm，30mm，35mm	高度 7~15mm（每 1mm 递增）	脊柱前凸角度 0°

手术方式路径

MIS TLIF

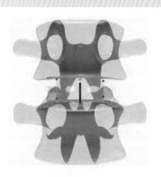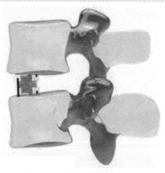

Alphatec Spine Battalion™ PC 正位和侧位透视图像

额外辅助固定系统

Alphatec Spine Zodiac® Spinal Fixation System

Alphatec Spine Battalion™ PS

设计		
融合器类型 静态	材质 聚醚醚酮及苯乙烯	设计特点 设计用于双侧或斜位放置

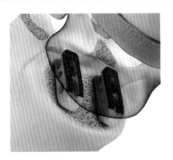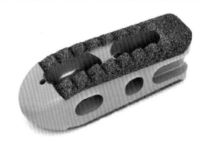

Alphatec Spine Battalion™ PS 的置入与融合器正位示意图

模块的参数和规格			
宽度 10mm	长度 25mm，30mm，35mm	高度 7~15mm（每 1mm 递增）	脊柱前凸角度 0°

手术方式路径
MIS TLIF

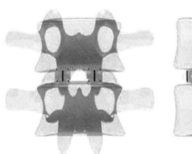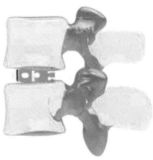

Alphatec Spine Battalion™ PS 正位和侧位透视图像

额外辅助固定系统
Alphatec Spine Zodiac® Spinal Fixation System

Globus Medical SUSTAIN®–O TPS

设计

融合器类型 静态	材质 聚醚醚酮及苯乙烯	设计特点 表面有定向锯齿抵抗拔出

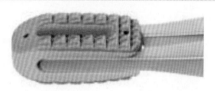

SUSTAIN®–O TPS 具有前锥形边缘和圆角，以增强对置入过程中的控制

模块的参数和规格

宽度 8mm，10mm，12mm	长度 22mm，26mm，30mm	高度 8~13mm（每1mm递增），15mm，17mm	脊柱前凸角度 7°

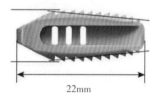 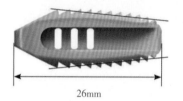 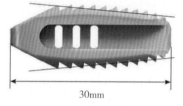

22mm   26mm   30mm

SUSTAIN®–O TPS 的可用长度

手术方式路径

MIS TLIF

暂无透视图像

额外辅助固定系统

Globus Medical REVOLVE® posterior stabilization system for MIS

Medtronic Capstone PTC™

设计

融合器类型	材质	设计特点
静态	聚醚醚酮及苯乙烯	大的中央植骨窗易于融合

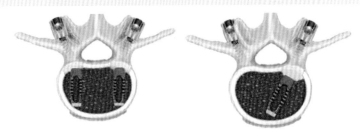

Capstone PTC™ 可用于双边插入和单枚斜向插入

模块的参数和规格

宽度	长度	高度	脊柱前凸角度
10mm	22mm，26mm，32mm	6~16mm（每 1mm 递增）	0°

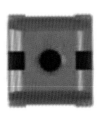 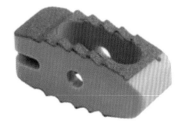 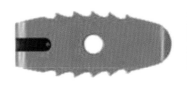

Capstone PTC™ 的正面、斜面和侧面示意图

手术方式路径

MIS PLIF，MIS TLIF

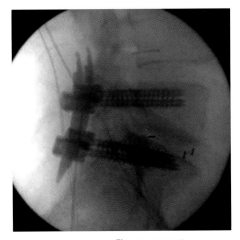

Capstone PTC™ 侧位透视图像

额外辅助固定系统

Medtronic posterior stabilization system for MIS

SeaSpine Hollywood™ NanoMetalene®

设计		
融合器类型 静态	材质 聚醚醚酮和 NanoMetalene®	设计特点 NanoMetalene® 特殊涂层可显影

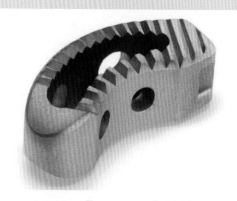

Hollywood™ NanoMetalene® 示意图

模块的参数和规格			
宽度 11mm	长度 27mm	高度 7~18mm（每 1mm 递增）	脊柱前凸角度 8°

手术方式路径

MIS TLIF

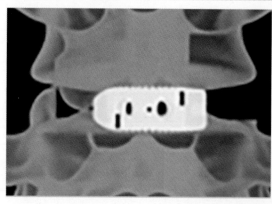 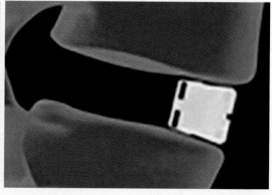

Hollywood™ NanoMetalene® 正位和侧位透视图像

额外辅助固定系统

SeaSpine NewPort™ posterior stabilization system for MIS

SeaSpine Ventura™ NanoMetalene®

设计

融合器类型	材质	设计特点
静态	聚醚醚酮和 NanoMetalene®	NanoMetalene® 特殊涂层可显影

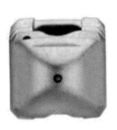 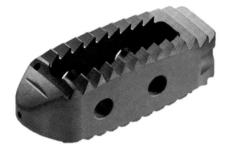 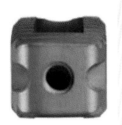

Ventura™ NanoMetalene® 的正面、斜面和背面示意图

模块的参数和规格

宽度	长度	高度	脊柱前凸角度
9mm，11mm	28mm，32mm	7~13mm（每 1mm 递增），15mm，17mm	0°

手术方式路径

MIS TLIF

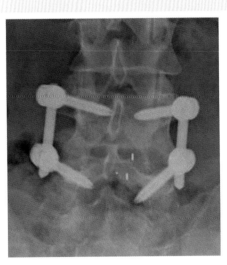 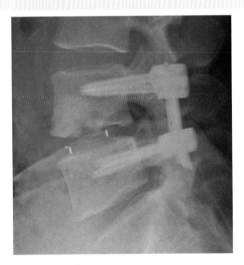

Ventura™ NanoMetalene® 正位和侧位透视图像

额外辅助固定系统

SeaSpine NewPort™ posterior stabilization system

4.5 静态同种异体移植融合器

Globus Medical FORGE® Oblique Allograft Spacer			
设计			
融合器类型 静态	材质 皮质骨		设计特点 嵌入式的植骨槽可以减少融合器插入时的干扰

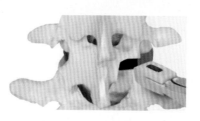 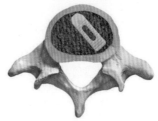

Globus Medical FORGE® 插入过程以及插入后示意图

模块的参数和规格			
宽度 10mm	长度 26mm，30mm	高度 7~13mm（每 1mm 递增），15mm，17mm	脊柱前凸角度 7°

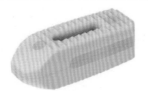 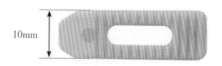

10mm

Globus Medical FORGE® Oblique Allograft Spacer 的斜面及俯视示意图

手术方式路径
MIS TLIF
暂无透视图像
额外辅助固定系统
Globus Medical REVOLVE® posterior stabilization system for MIS

NuVasive Triad Allograft Spacer

设计		
融合器类型	材质	设计特点
静态	皮质骨	浸泡于盐水保存液中易于融合

NuVasive Triad Allograft Spacer 的斜面示意图

模块的参数和规格			
宽度	长度	高度	脊柱前凸角度
9mm，11mm	20mm，25mm	8mm，10mm，12mm，14mm	0°

手术方式路径
MIS TLIF
暂无透视图像

额外辅助固定系统
NuVasive Precept® posterior stabilization system

Zimmer Biomet Fortis PLIF Allograft Interbody Spacer

设计

融合器类型 静态	材质 同种异体皮质/松质骨	设计特点 上下凸起阻止滑移

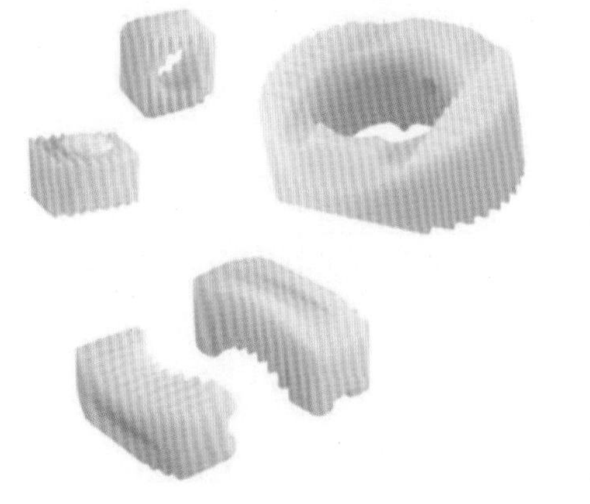

各种规格的 Allograft Spacer 的示意图

模块的参数和规格

宽度 10mm	长度 20mm，24mm	高度 8~14mm（每 2mm 递增）	脊柱前凸角度 0°

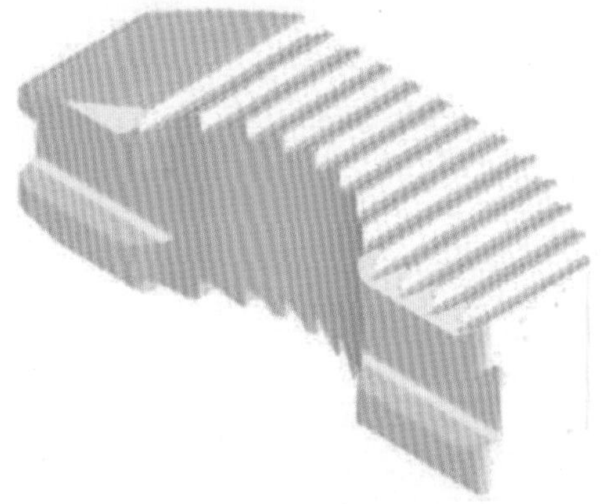

Fortis Plif 融合器示意图

手术方式路径

MIS PLIF

暂无透视图像

额外辅助固定系统

Zimmer Biomet PathFinder NXT™ posterior stabilization system

4.6 可撑开椎间融合器

Benvenue Medical Luna™ 3D

设计		
融合器类型 可撑开	材质 聚醚醚酮	设计特点 The Luna™ 3D 有两个套管分两次插入

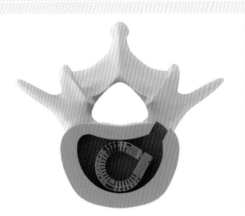

Luna™ 3D 置入示意图

模块的参数和规格		
原始高度 5~7.5mm（每 0.5mm 递增）	可撑开距离 8~13mm（每 1mm 递增）	脊柱前凸角度 0°

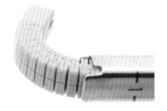 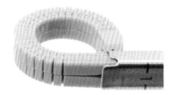 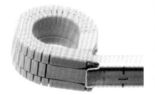

头部与底部的组件是分开的（左、中），由中间的组件相连（右）

手术方式路径
MIS PLIF

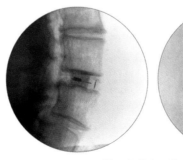 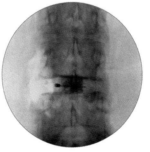

Luna™ 3D 侧位和正位透视图像

额外辅助固定系统
Benvenue Medical posterior stabilization systems for MIS

Globus Medical ALTERA™ Interbody Cage

设计

融合器类型 可撑开	材质 聚醚醚酮和钛	设计特点 突出物增加终板的把持力，抵抗拔出

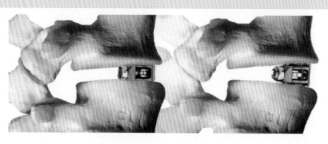

融合器的置入过程以及展开后示意图

模块的参数和规格

可撑开距离 8~12mm，9~13mm，10~14mm，12~16mm	覆盖面积 10mm×26mm，10mm×31mm，10mm×36mm	脊柱前凸角度 8°，15°

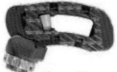

10mm×26mm

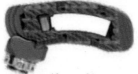

10mm×31mm

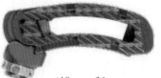

10mm×36mm

ALTERA™ Interbody Cage 的可用覆盖面积

手术方式路径

MIS TLIF

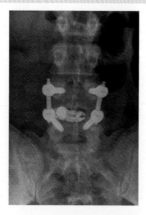
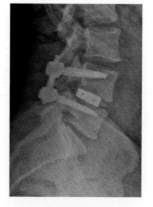

ALTERA™ Interbody Cage 正位和侧位透视图像

额外辅助固定系统

Globus Medical REVOLVE® posterior stabilization system for MIS

Globus Medical CALIBER® Interbody Cage

设计

融合器类型	材质	设计特点
可撑开	聚醚醚酮和钛	可调整脊柱前凸角度使融合器更贴合

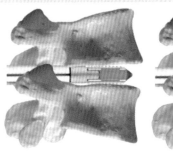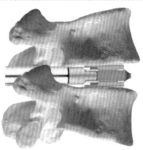

融合器的置入过程以及展开后示意图

模块的参数和规格

覆盖面积	可撑开距离	脊柱前凸角度
10mm×22mm，10mm×26mm，10mm×30mm 12mm×22mm，12mm×26mm，12mm×30mm	7~12mm，8~13mm，9~14mm， 10~15mm，11~16mm，2~17mm	4°，12°，15°和 可调整模块

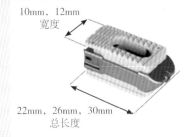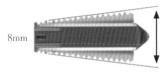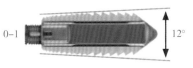

10mm，12mm
宽度

22mm，26mm，30mm
总长度

8mm

0~1

12°

可用的覆盖面积（左），可调整脊柱前凸角度（中），可调整模块（右）

手术方式路径

MIS TLIF

暂无透视图像

额外辅助固定系统

Globus Medical REVOLVE® posterior stabilization system for MIS

Globus Medical LATIS® Interbody Cage

设计		
融合器类型 可撑开	材质 钛	设计特点 使用同一把工具实现插入、拓展、植骨

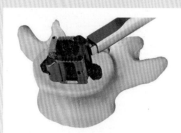 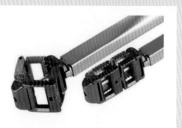

完全展开后的 LATIS®，可提供巨大的植骨腔

模块的参数和规格		
覆盖面积 10mm × 32mm，10mm × 37mm	高度 7~15mm（每 1mm 递增），17mm	脊柱前凸角度 0°

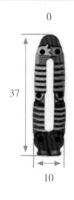 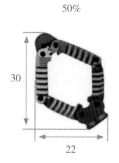 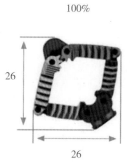

增量扩展范围内的安全锁定允许自定义占用空间（图示为 10mm × 37mm）

手术方式路径
MIS TLIF
暂无透视图像

额外辅助固定系统
Globus Medical REVOLOVE® posterior stabilization system for MIS

Medtronic Elevate™

设计

融合器类型	材质	设计特点
可撑开	聚醚醚酮和钛	0°以及可调腰椎前凸角度

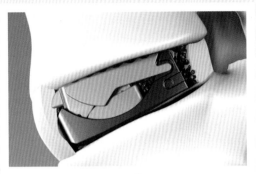

Medtronic Elevate™ 置入示意图

模块的参数和规格

宽度	长度	可撑开距离	脊柱前凸角度
10mm	23mm，28mm，32mm	8~12mm，9~13mm，10~14mm，11~15mm	可调整 8°~15°

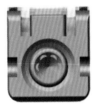 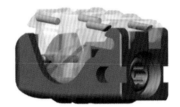 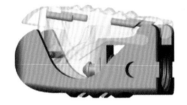

Medtronic Elevate™ 的背面、斜面和侧面示意图

手术方式路径

MIS PLIF，MIS TLIF，MIS MIDLF

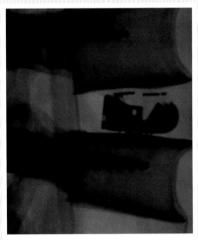

Medtronic Elevate™ 侧位透视图像

额外辅助固定系统

Medtronic supplemental stabilization system for MIS

参考文献

[1] Glassman SD, Dimar JR, Carreon LY, Campbell MJ, Puno RM, Johnson JR. Initial fusion rates with recombinant human bone morphogenetic protein-2/compression resistant matrix and a hydroxyapatite and tricalcium phosphate/collagen carrier in posterolateral spinal fusion. Spine. 2005; 30(15):1694–1698.

[2] Boden SD. Overview of the biology of lumbar spine fusion and principles for selecting a bone graft substitute. Spine. 2002; 27(16) Suppl 1:S26–S31.

[3] Ludwig SC, Kowalski JM, Boden SD. Osteoinductive bone graft substitutes. Eur Spine J. 2000; 9 Suppl 1:S119–S125.

[4] Lind M, Bünger C. Factors stimulating bone formation. Eur Spine J. 2001; 10 Suppl 2:S102–S109.

[5] Vaccaro AR, Sharan AD, Tuan RS, et al. The use of biologic materials in spinal fusion. Orthopedics. 2001; 24(2):191–197, quiz 198–199.

[6] DeBowes RM, Grant BD, Bagby GW, Gallina AM, Sande RD, Ratzlaff MH. Cervical vertebral interbody fusion in the horse: a comparative study of bovine xenografts and autografts supported by stainless steel baskets. Am J Vet Res. 1984; 45(1):191–199.

[7] Ray CD. Threaded titanium cages for lumbar interbody fusions. Spine. 1997; 22(6):667–679, discussion 679–680.

[8] Dimar JR, Glassman SD, Burkus KJ, Carreon LY. Clinical outcomes and fusion success at 2 years of single-level instrumented posterolateral fusions with recombinant human bone morphogenetic protein-2/compression resistant matrix versus iliac crest bone graft. Spine. 2006; 31(22):2534–2539, discussion 2540.

[9] Weiner BK, Fraser RD. Spine update lumbar interbody cages. Spine. 1998; 23(5):634–640.

[10] Steffen T, Tsantrizos A, Fruth I, Aebi M. Cages: designs and concepts. Eur Spine J. 2000; 9 Suppl 1:S89–S94.

[11] Tsantrizos A, Andreou A, Aebi M, Steffen T. Biomechanical stability of five stand-alone anterior lumbar interbody fusion constructs. Eur Spine J. 2000; 9(1):14–22.

[12] Bagby GW. Arthrodesis by the distraction-compression method using a stainless steel implant. Orthopedics. 1988; 11(6):931–934.

[13] Kozak JA, O'Brien JP. Simultaneous combined anterior and posterior fusion. An independent analysis of a treatment for the disabled low-back pain patient. Spine. 1990; 15(4):322–328.

[14] Brantigan JW, Steffee AD, Geiger JM. A carbon fiber implant to aid interbody lumbar fusion. Mechanical testing. Spine. 1991; 16(6) Suppl:S277–S282.

[15] Cannestra AF, Peterson MD, Parker SR, Roush TF, Bundy JV, Turner AW. MIS expandable interbody spacers: a literature review and biomechanical comparison of an expandable MIS TLIF with conventional TLIF and ALIF. Spine. 2016; 41 Suppl 8:S44–S49.

[16] Tan JS, Bailey CS, Dvorak MF, Fisher CG, Oxland TR. Interbody device shape and size are important to strengthen the vertebra-implant interface. Spine. 2005; 30(6):638–644.

[17] Oxland TR, Grant JP, Dvorak MF, Fisher CG. Effects of endplate removal on the structural properties of the lower lumbar vertebral bodies. Spine. 2003; 28(8):771–777.

[18] Lowe TG, Hashim S, Wilson LA, et al. A biomechanical study of regional endplate strength and cage morphology as it relates to structural interbody support. Spine. 2004; 29(21):2389–2394.

[19] Kim CW, Doerr TM, Luna IY, et al. Minimally invasive transforaminal lumbar interbody fusion using expandable technology: a clinical and radiographic analysis of 50 patients.World Neurosurg. 2016; 90:228–235.

[20] Tanida S, Fujibayashi S, Otsuki B, et al. Vertebral endplate cyst as a predictor of nonunion after lumbar interbody fusion: comparison of titanium and polyetheretherketone cages. Spine. 2016; 41(20):E1216–E1222.

[21] Vadapalli S, Sairyo K, Goel VK, et al. Biomechanical rationale for using polyetheretherketone (PEEK) spacers for lumbar interbody fusion - a finite element study. Spine. 2006; 31(26):E992–E998.

[22] Toth JM,Wang M, Estes BT, Scifert JL, Seim HB, III, Turner AS. Polyetheretherketone as a biomaterial for spinal applications. Biomaterials. 2006; 27(3):324–334.

[23] Ferguson SJ, Visser JM, Polikeit A. The long-term mechanical integrity of non-reinforced PEEK-OPTIMA polymer for demanding spinal applications: experimental and finite-element analysis. Eur Spine J. 2006; 15(2):149–156.

[24] Cabraja M, Oezdemir S, Koeppen D, Kroppenstedt S. Anterior cervical discectomy and fusion: comparison of

titanium and polyetheretherketone cages. BMC Musculoskelet Disord. 2012; 13:172.

[25] Nemoto O, Asazuma T, Yato Y, Imabayashi H, Yasuoka H, Fujikawa A. Comparison of fusion rates following transforaminal lumbar interbody fusion using polyetheretherketone cages or titanium cages with transpedicular instrumentation. Eur Spine J. 2014; 23(10):2150–2155.

[26] Holly LT, Schwender JD, Rouben DP, Foley KT. Minimally invasive transforaminal lumbar interbody fusion: indications, technique, and complications. Neurosurg Focus. 2006; 20(3):E6.

[27] Foley KT, Holly LT, Schwender JD. Minimally invasive lumbar fusion. Spine. 2003; 28(15) Suppl:S26–S35.

[28] Isaacs RE, Podichetty VK, Santiago P, et al. Minimally invasive microendoscopy-assisted transforaminal lumbar interbody fusion with instrumentation. J Neurosurg Spine. 2005; 3(2):98–105.

[29] Mummaneni PV, Rodts GE, Jr. The mini-open transforaminal lumbar interbody fusion. Neurosurgery. 2005; 57(4) Suppl:256–261, discussion 256–261.

[30] Jang JS, Lee SH. Minimally invasive transforaminal lumbar interbody fusion with ipsilateral pedicle screw and contralateral facet screw fixation. J Neurosurg Spine. 2005; 3(3):218–223.

[31] Schwender JD, Holly LT, Rouben DP, Foley KT. Minimally invasive transforaminal lumbar interbody fusion (TLIF): technical feasibility and initial results. J Spinal Disord Tech. 2005; 18 Suppl:S1–S6.

[32] Shunwu F, Xing Z, Fengdong Z, Xiangqian F. Minimally invasive transforaminal lumbar interbody fusion for the treatment of degenerative lumbar diseases. Spine. 2010; 35(17):1615–1620.

第五章　经皮椎弓根螺钉系统

Simon P. Lalehzarian, Benjamin Khechen, Brittany E. Haws, Jordan A. Guntin, Kaitlyn L. Cardinal, Kern Singh

5.1 简介

椎弓根螺钉是由最初的小关节面螺钉技术发展而来，可在保持椎体活动范围的同时改进了脊柱内固定的技术 [1]。椎弓根螺钉在钢板或棒的作用下，可以分担椎体间的载荷，提高整体的固定效果，防止椎体塌陷 [2, 3]。提高椎弓根螺钉内固定强度的方法有多种，如提高内固定力矩、相邻螺钉交联、螺钉内固定三角化等 [2]。目前在脊柱微创手术中，更多采用经皮椎弓根螺钉技术。椎弓根螺钉方向与垂线成 30° 角，这样可以精确地置入螺钉，同时提高了螺钉的抗拔出力（图 5.1）[4]。经皮椎弓根螺钉的适应证在表 5.1 中有所描述。

5.1.1 椎弓根螺钉组件

椎弓根螺钉由头部、颈部和体部组成，头部是放置棒以连接相邻螺钉的位置。螺钉头部可以

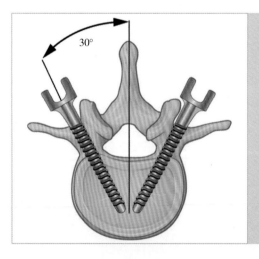

图 5.1　椎弓根螺钉置入的轨迹示意图

表 5.1　经皮椎弓根螺钉的手术适应证

适应证
·后路脊柱融合术
·胸腰椎手术
·退变性椎间盘疾病
·脊椎前移
·脊柱骨折 / 脱位
·椎管狭窄
·脊柱畸形

是固定的（单向）也可以是万向的，万向钉更容易放置棒，但是也容易在较低载荷下失效，同时也比单向钉有更大的钉头滑动率[5, 6]。单平面螺钉的引入允许螺钉在轴向平面内运动，同时保持矢状面刚度[7, 8]。在经皮椎弓根螺钉置入中，头部延伸段提供了一个工作通道，通过这个通道，螺钉可以经皮从患者体外进入[9]。这些扩展部分是可拆卸的，或者是可以由一种可拆卸的制动片来固定。传统的头部延长端是刚性的，但可以延长或平铺在皮肤上便于术者观察。此外，一些系统具有复位或畸形矫正功能。然而，有文献比较了两者的疗效，头部扩展部分的设计有局限性，因此，系统的选择很大程度上取决于外科医生的偏好。

螺钉体部的形状可以是圆锥形或圆柱形。以前，锥形螺钉具有更大的插入扭矩和弯曲性能[10, 11]。然而，当圆锥形螺钉旋转360°时，存在关于其抗拔出强度的担心[12]。螺钉体部还包含螺钉的螺纹。螺纹顶的高度和尺寸决定了螺钉体部的内径和外径（图5.2）。螺钉的外径已经被确定为抗拔出力的主要决定性因素，而据报道，内径决定了螺钉的抗疲劳强度[12, 13]。有不同的螺纹可供选择，包括双向和双螺纹螺钉，这有助于更快地插入和增加螺钉的插入扭矩[12, 14]。每个螺纹顶部之间的距离称为螺距，这种测量也被认为是确定螺钉拔出强度的关键。当螺钉拔出时，每根螺纹顶部之间的骨质经常会断裂。因此，螺纹之间的骨量和骨的质量可以直接影响插入螺钉的拔出力。

经皮椎弓根螺钉置入技术是在透视引导下用克氏针确定精确的通道，然后在导丝上置入空心螺钉。与实心螺钉相比，空心螺钉断裂的风险增加，这引起了人们的关注。研究表明，与直径相同的实心螺钉相比，空心螺钉的机械强度、刚度和轴向破坏载荷都有所降低[15, 16]。因此，建议空心内芯的直径不超过2mm[17]。然而，之前的研究已经证实，空心圆锥形螺钉能够保持实心螺钉的弯曲性能，这表明锥形设计是空心螺钉的首选[18, 19]。目前有新的设计提出使用一个额外的固定装置来填充空芯的内芯，从而试图重建实心螺钉的结构稳定性。然而，这种设计尚未被证实能够改善空心螺钉的弯曲性能[18]。

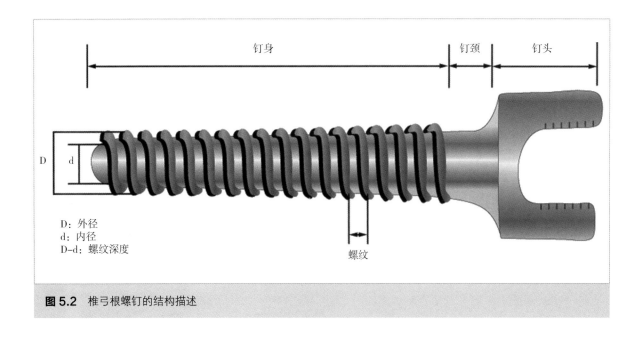

图 5.2　椎弓根螺钉的结构描述

5.1.2 椎弓根螺钉结构

目前已经开发出多种结构来提高椎弓根螺钉的强度和效能。这些装置通常分为刚性，半刚性或动态稳定系统。用于制造连接棒以及螺钉材料的变化决定了稳定系统的类型。在退行性脊柱疾病的病例中，刚性后路内固定腰椎融合术被认为可以提高融合率[20]。然而，这些刚性系统也与之前一些不令人满意的结果有相关性，包括腰椎前凸丢失、应力遮挡、邻近节段退变和疲劳性骨折等[21, 22]。半刚性和动态稳定系统被发展为一种提高载荷分担的方法，而不是应力遮挡。此外，动态稳定被认为可以降低邻近节段退变的发生率[23-25]。尽管从理论上来说，在这种情况下，刚性较低的系统是有益处的，然而在腰椎固定方面，非刚性系统与刚性系统相比的优越性一直难以阐明[20, 26]。

5.1.3 并发症

与椎弓根螺钉相关的并发症和椎弓根螺钉放置的准确性在整个文献中得到了全面的回顾[27]。螺钉放置不准确是一个常见的问题，尤其是经皮技术，因为其视野和可视化程度十分有限。螺钉错位可导致横穿神经根的撞击、移位或者硬脊膜的撕裂。此外，有人指出，上关节突置入螺钉头倾角过度以及邻近节段疾病会增加早期失败的风险[28, 29]。虽然认为在经皮钉中有 18% 的发生率侵犯上关节突，但有报道证实开放和经皮技术中，该并发症的发病率相类似[30]。

5.2 经皮椎弓根螺钉系统

Alphatec Spine Illico® MIS Posterior Fixation System

设计	
固定螺钉规格 标准 T25 驱动结构 设计用来限制交叉穿越	复位能力 Zodiac® 空心高顶螺钉可以用于减少创伤

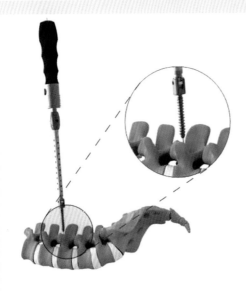 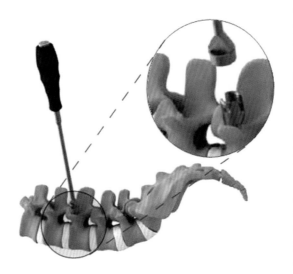

使用螺丝刀插入多轴螺钉并使用头部定位器重新对准

模块的参数和规格			
螺钉直径	螺钉长度	棒的形状	棒的长度
5.5mm，6.5mm，7.5mm	35~55mm（每 5mm 递增）	直棒	30~100mm（每 5mm 递增），200mm

手术方式路径
MIS TLIF，微创后路减压
暂无透视图像

DePuy Synthes VIPER® MIS Spine System

设计	
固定螺钉规格 标准 T25 驱动结构	复位能力 X-Tab 复位螺钉：最多 7mm 复位

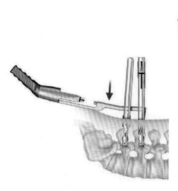 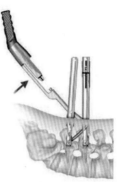 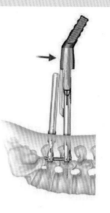 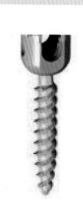

利用带角度的持棒器置入棒（左），螺钉示意图（右）

模块的参数和规格			
螺钉直径 4.35mm，5.0mm，6.0mm，7.0mm，7.5mm，8.0mm，9.0mm	螺钉长度 30~55mm （每 5mm 递增）	棒的形状 直棒	棒的长度 35mm，40~120mm（每 10mm 递增），150mm，200mm，300mm，400mm，600mm
		后凸	35mm，40~120mm（每 10mm 递增），150mm，200mm，300mm
		前凸	30~90mm（每 5mm 递增），100mm，110mm，120mm，150mm，200mm

手术方式路径
MIS TLIF，微创后路减压

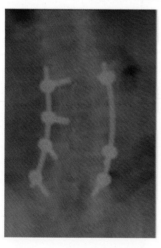 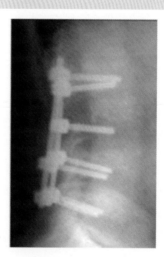

VIPER® MIS Spine System 的正位和侧位透视图像

Globus Medical CREO MIS™ Posterior Stabilization System

设计

固定螺钉规格	复位能力
螺纹锁紧帽，最终锁紧扭矩为 8mm	10mm，30mm

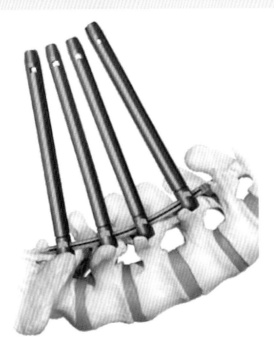 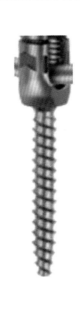

CREO MIS™ Posterior Stabilization System 在复位过程中有最小的螺纹套筒干涉

模块的参数和规格

螺钉直径	螺钉长度	棒的直径	棒的长度
4.5~8.5mm（每 1mm 递增），5.0mm	20~120mm	5.5mm，6mm	30~150mm（每 5mm 递增），160~300mm（每 10mm 递增）

手术方式路径

MIS TLIF，微创后路减压

暂无透视图像

K2 M EVEREST® Minimally Invasive Spinal System

设计

固定螺钉规格 改良方形螺纹设计，便于引入和限制交叉穿钉	复位能力 最多 20mm

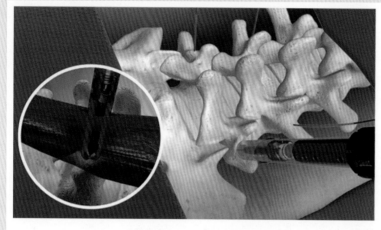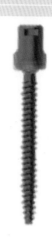

利用 SERENGETI® 置入螺钉的示意图（左），空心螺钉的示意图（右）

模块的参数和规格

螺钉直径 5.5~8.5mm	螺钉长度 35~55mm（每 5mm 递增）	棒的形状 波纹状	棒的长度 5.5mm，6mm

手术方式路径

MIS TLIF，微创后路减压

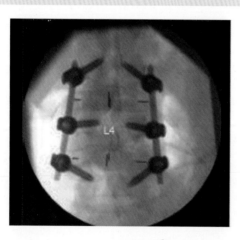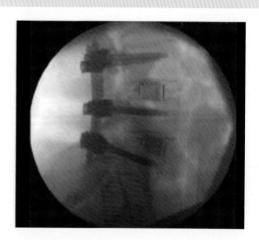

EVEREST® Minimally Invasive Spinal System 的正位和侧位透视图像

Medtronic CD Horizon® Longitude® II Multilevel Percutaneous Fixation System

设计

固定螺钉规格	复位能力
类郁金香形钉尾设计，减少解剖的影响	分段复位技术允许螺钉精确放置

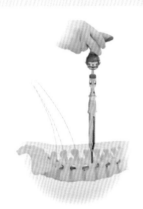 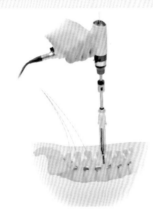 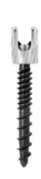

利用带导丝的螺钉延长器置入螺钉的示意图（左、中），空心螺钉的示意图（右）

模块的参数和规格

螺钉直径	螺钉长度	棒的形状	棒的长度
4.5mm，5.5mm，6.5mm，7.5mm，8.5mm，9.5mm，10.5mm	30mm，35mm，40mm，30~50mm（每 5mm 递增），35~55mm（每 5mm 递增），90mm，100mm，110mm	预弯 直棒	30~80mm（每 5mm 递增），70~260mm（每 10mm 递增）

手术方式路径

MIS TLIF，微创后路减压

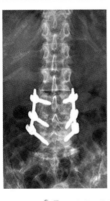 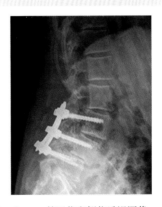

Longitude® II Multilevel Percutaneous Fixation System 的正位和侧位透视图像

Medtronic CD Horizon® Solera® Spinal System

设计	
固定螺钉规格 反角螺纹，锁紧结构	复位能力 可为不同直径的杆提供多种复位装置

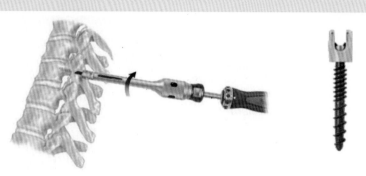

利用多轴螺钉锁套驱动器置入螺钉的示意图（左），空心螺钉的示意图（右）

模块的参数和规格			
螺钉直径 4~6mm（每0.5mm递增）， 6.5~9.5mm（每1mm递增）	螺钉长度 20~60mm（每5mm递增）	棒的形状 预弯 直棒	棒的长度 30~120mm（每5mm递增）， 500mm，600mm

手术方式路径
MIS TLIF，微创后路减压
暂无透视图像

Medtronic CD Horizon® Solera® Voyager Spinal System

设计	
固定螺钉规格 类郁金香形钉尾设计，减少解剖的影响	复位能力 延长件的断开部分允许13.8mm的缩减

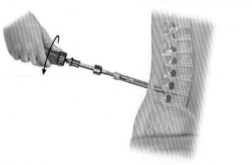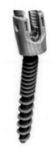

利用多轴螺钉扩展器组件与导丝置入螺钉的示意图（左），空心螺钉的示意图（右）

模块的参数和规格			
螺钉直径 4.5mm，5.5mm， 6.5mm，7.5mm	螺钉长度 35mm，40mm，45mm，35~50mm（每5mm递增）， 35~55mm（每5mm递增）	棒的形状 经皮 封顶	棒的长度 30~90mm（每5mm递增）， 30~80mm（每5mm递增）

手术方式路径
MIS TLIF，微创后路减压
暂无透视图像

NuVasive Reline® Posterior Fixation System

设计	
固定螺钉规格 凸缘螺纹和螺纹锁紧结构	复位能力 9~50mm

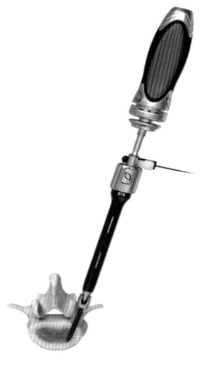 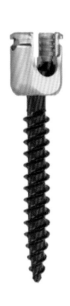

利用多轴螺钉锁套驱动器置入螺钉的示意图（左），空心螺钉的示意图（右）

模块的参数和规格			
螺钉直径 5.5mm，6.5mm，7.5mm， 8.5mm	螺钉长度 35~55mm（每5mm递增）	棒的形状 前凸 直棒	棒的长度 25~100mm（每5mm递增），110mm， 120mm，140mm，160mm，300mm

手术方式路径
MIS TLIF，微创后路减压 暂无透视图像

NuVasive SpheRx® DBR Ⅲ Spinal System

设计	
固定螺钉规格 旨在限制交叉置钉和允许"无设备"压缩	复位能力 可使用 DBR Ⅲ 反扭矩 / 复位套筒实现复位， T 形复位手柄和异径管加长件

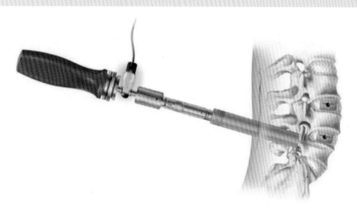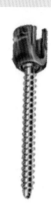

利用 SpheRx® DBR Ⅲ 驱动器与引导装置置入螺钉的示意图（左），空心螺钉的示意图（右）

模块的参数和规格			
螺钉直径 5.5mm，6.5mm， 7.5mm	螺钉长度 30~55mm （每 5mm 递增）	棒的形状 预弯 预弯双球 双平衡直棒	棒的长度 20~110mm（每 5mm 递增），120mm，130mm，140mm， 150mm，25~70mm（每 2.5mm 递增），17.5mm，20mm， 22.5mm，72.5mm，75mm，77.5mm，80mm

手术方式路径
MIS TLIF，微创后路减压

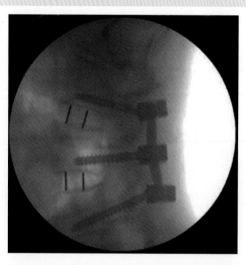

NuVasive SpheRx® DBR Ⅲ Spinal System 的侧位透视图像

RTI Surgical Streamline® MIS Spinal Fixation System

设计

固定螺钉规格	复位能力
固定螺钉规格标准 T25 驱动结构	简单棒插入器，最多复位 15mm
设计用来限制交叉穿越	棒复位器，最多 30mm

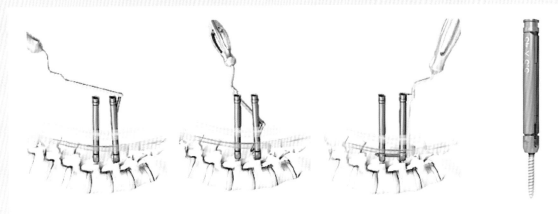

利用固定持棒器进行棒的置入以及带延长套的锥形螺钉的示意图

模块的参数和规格

螺钉直径	螺钉长度	棒的形状	棒的长度
4.5~8.5mm（每 1mm 递增）	30~55mm（每 5mm 递增）	预弯	35~80mm（每 5mm 递增），
		直棒	90~150mm（每 10mm 递增），
		长棒	160~250mm（每 10mm 递增）

手术方式路径

MIS TLIF，微创后路减压

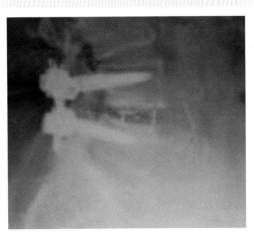

RTI Surgical Streamline® MIS Spinal Fixation System 的侧位透视图像

Zimmer Biomet PathFinder NXT™ Pedicle Screw Fixation System

设计	
固定螺钉规格 固定螺钉规格标准 T25 驱动结构 设计用来限制交叉穿越	复位能力 复位钳：最多 10mm 复位 旋转复位器：可达 30mm

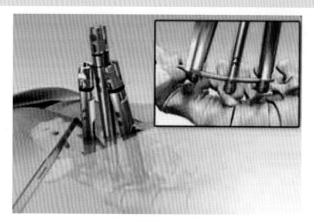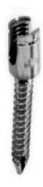

置入经皮预弯棒与空心螺钉的示意图

模块的参数和规格			
螺钉直径 4.5~7.5mm（每 1mm 递增）	螺钉长度 30~60mm（每 5mm 递增）	棒的形状 预弯 直棒	棒的长度 30~100mm（每 5mm 递增）， 100~240mm（每 20mm 递增）

手术方式路径
MIS TLIF，微创后路减压

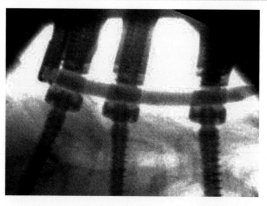

PathFinder NXT™ Pedicle Screw Fixation System 的侧位透视图像

参考文献

[1] Boucher HH. A method of spinal fusion. J Bone Joint Surg Br. 1959; 41-B(2):248–259.

[2] Gaines RW, Jr. The use of pedicle-screw internal fixation for the operative treatment of spinal disorders. J Bone Joint Surg Am. 2000; 82(10):1458–1476.

[3] Gaines RW, Jr, Carson WL, Satterlee CC, Groh GI. Experimental evaluation of seven different spinal fracture internal fixation devices using nonfailure stability testing. The load-sharing and unstable-mechanism concepts. Spine. 1991; 16(8):902–909.

[4] Mobbs RJ, Sivabalan P, Li J. Technique, challenges and indications for percutaneous pedicle screw fixation. J Clin Neurosci. 2011; 18(6):741–749.

[5] Fogel GR, Reitman CA, Liu W, Esses SI. Physical characteristics of polyaxial-headed pedicle screws and biomechanical comparison of load with their failure. Spine. 2003; 28(5):470–473.

[6] Serhan H, Hammerberg K, O'Neil M, Sturm P, Mardjetko S, Crawford A. Intraoperative techniques to reduce the potential of set-screw loosening in long spinal constructs: a static and fatigue biomechanical investigation. J Spinal Disord Tech. 2010; 23(7):e31–e36.

[7] Schroerlucke SR, Steklov N, Mundis GM, Jr, Marino JF, Akbarnia BA, Eastlack RK. How does a novel monoplanar pedicle screw perform biomechanically relative to monoaxial and polyaxial designs? Clin Orthop Relat Res. 2014; 472(9):2826–2832.

[8] Ye B, Yan M, Zhu H, et al. Novel screw head design of pedicle screw for reducing the correction loss in the patients with thoracolumbar vertebral fractures: a biomechanical study. Spine. 2017; 42(7):E379–E384.

[9] Mobbs RJ, Phan K. History of retractor technologies for percutaneous pedicle screw fixation systems. Orthop Surg. 2016; 8(1):3–10.

[10] Kwok AW, Finkelstein JA, Woodside T, Hearn TC, Hu RW. Insertional torque and pull-out strengths of conical and cylindrical pedicle screws in cadaveric bone. Spine. 1996; 21(21):2429–2434.

[11] Chao CK, Hsu CC, Wang JL, Lin J. Increasing bending strength and pullout strength in conical pedicle screws: biomechanical tests and finite element analyses. J Spinal Disord Tech. 2008; 21(2):130–138.

[12] Cho W, Cho SK, Wu C. The biomechanics of pedicle screw-based instrumentation. J Bone Joint Surg Br. 2010; 92(8):1061–1065.

[13] Bianco RJ, Arnoux PJ, Wagnac E, Mac-Thiong JM, Aubin CÉ. Minimizing pedicle screw pullout risks: a detailed biomechanical analysis of screw design and placement. Clin Spine Surg. 2017; 30(3):E226–E232.

[14] Mummaneni PV, Haddock SM, Liebschner MA, Keaveny TM, Rosenberg WS. Biomechanical evaluation of a double-threaded pedicle screw in elderly vertebrae. J Spinal Disord Tech. 2002; 15(1):64–68.

[15] Bava E, Charlton T, Thordarson D. Ankle fracture syndesmosis fixation and management: the current practice of orthopedic surgeons. Am J Orthop. 2010; 39(5):242–246.

[16] Yang SW, Kuo SM, Chang SJ, et al. Biomechanical comparison of axial load between cannulated locking screws and noncannulated cortical locking screws. Orthopedics. 2013; 36(10):e1316–e1321.

[17] Chang CM, Lai YS, Cheng CK. Effect of different inner core diameters on structural strength of cannulated pedicle screws under various lumbar spine movements. Biomed Eng Online. 2017; 16(1):105.

[18] Shih KS, Hsu CC, Hou SM, Yu SC, Liaw CK. Comparison of the bending performance of solid and cannulated spinal pedicle screws using finite element analyses and biomechanical tests. Med Eng Phys. 2015; 37(9):879–884.

[19] Reese K, Litsky A, Kaeding C, Pedroza A, Shah N. Cannulated screw fixation of Jones fractures: a clinical and biomechanical study. Am J Sports Med. 2004; 32(7):1736–1742.

[20] Korovessis P, Papazisis Z, Koureas G, Lambiris E. Rigid, semirigid versus dynamic instrumentation for degenerative lumbar spinal stenosis: a correlative radiological and clinical analysis of short-term results. Spine. 2004; 29(7):735–742.

[21] Shono Y, Kaneda K, Abumi K, McAfee PC, Cunningham BW. Stability of posterior spinal instrumentation and its effects on adjacent motion segments in the lumbosacral spine. Spine. 1998; 23(14):1550–1558.

[22] Zindrick MR, Wiltse LL, Widell EH, et al. A biomechanical study of intrapeduncular screw fixation in the lumbosacral spine. Clin Orthop Relat Res. 1986(203):99–112.

[23] Stoll TM, Dubois G, Schwarzenbach O. The dynamic neutralization system for the spine: a multi-center study of a novel non-fusion system. Eur Spine J. 2002; 11 Suppl 2:S170–S178.

[24] Putzier M, Schneider SV, Funk JF, Tohtz SW, Perka C. The surgical treatment of the lumbar disc prolapse: nucleotomy with additional transpedicular dynamic stabilization versus nucleotomy alone. Spine. 2005; 30(5):E109–E114.

[25] Schnake KJ, Schaeren S, Jeanneret B. Dynamic stabilization in addition to decompression for lumbar spinal stenosis with degenerative spondylolisthesis. Spine. 2006; 31(4):442–449.

[26] Fokter SK, Strahovnik A. Dynamic versus rigid stabilization for the treatment of disc degeneration in the lumbar spine. Evid Based Spine Care J. 2011; 2(3):25–31.

[27] Lonstein JE, Denis F, Perra JH, Pinto MR, Smith MD, Winter RB. Complications associated with pedicle screws. J Bone Joint Surg Am. 1999; 81(11):1519–1528.

[28] Youssef JA, McKinley TO, Yerby SA, McLain RF. Characteristics of pedicle screw loading. Effect of sagittal insertion angle on intrapedicular bending moments. Spine. 1999; 24(11):1077–1081.

[29] Cardoso MJ, Dmitriev AE, Helgeson M, Lehman RA, Kuklo TR, Rosner MK. Does superior-segment facet violation or laminectomy destabilize the adjacent level in lumbar transpedicular fixation? An in vitro human cadaveric assessment. Spine. 2008; 33(26):2868–2873.

[30] Wang L, Wang Y, Yu B, Li Z, Li Y. Comparison of cranial facet joint violation rate between percutaneous and open pedicle screw placement: a systematic review and meta-analysis. Medicine (Baltimore). 2015; 94(5): e504.

第六章 皮质骨螺钉系统

Simon P. Lalehzarian, Benjamin Khechen, Brittany E. Haws, Kaitlyn L. Cardinal, Jordan A. Guntin, Sravisht Iyer, Kern Singh

6.1 简介

本书第三章后路牵引系统描述了后路皮质骨螺钉固定术。2009 年，Santoni 等首次描述了皮质骨通道螺钉固定系统 [1]。发展皮质骨螺钉系统是为了使螺钉最大限度上与骨咬合。当骨质疏松、骨小梁密度不足以实现稳定固定时，皮质骨螺钉系统则具有优势，这一点已被证实 [2]。皮质骨螺钉的进钉点位于上关节突和关节间部的交界处 [3]。该入钉点使得术中可以保留肌肉附着物，或可减少术后疼痛 [3, 4, 5]。皮质骨螺钉通道由起始点向侧向和头侧延伸 [6]，该通道使得螺钉可置于椎弓根皮质骨内，而非像椎弓根螺钉那样进入椎体骨小梁。中线腰椎融合术（MIDLF）可采取微创技术置入皮质骨螺钉，此种方式包含后路中线术、显微外科椎板切除术，以及之后的皮质骨螺钉固定 [7, 8]。由于皮质骨螺钉通道由内向外、由尾向头，该技术得以减少神经损伤的风险（图 6.1）[7]。此外，MIDLF 通过同一手术通道进行减压和融合，进一步减少组织剥离和牵拉。

6.1.1 组成

皮质骨螺钉的尺寸与椎弓根螺钉的尺寸截然不同。与传统的松质骨椎弓根螺钉相比，皮质骨螺钉螺纹更密，内径更人，螺钉更短（图 6.2）[9]。螺纹更密集，每转进深就更小，有助于螺钉进入更硬的皮质骨。皮质骨螺钉也比椎弓根螺钉更短，从而免于侵入椎弓根边界或椎体骨小梁。与椎弓根螺钉类似的是，皮质骨螺钉头部接有郁金香形咬合头，可经皮置入棒件，有利于两个椎体的水平稳定固定。

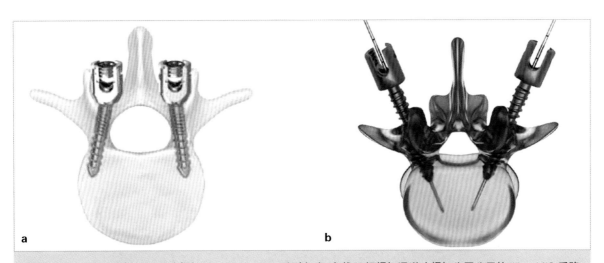

图 6.1 （a）皮质骨螺钉通道（螺钉为 Arsenal CBx 系列）。（b）椎弓根螺钉通道（螺钉为同公司的 Illico MIS 后路固定系列）

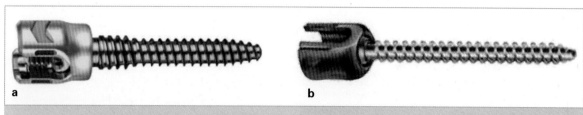

图 6.2 （a）皮质骨螺钉与（b）椎弓根螺钉的尺寸区别（螺钉分别为 Globus Medical 公司的 CREO MCS 系列和 NuVasive 公司的 SpheRx DBR Ⅲ 系列）

6.1.2 疗效和并发症

在生物力学角度上，皮质骨螺钉固定的有效性得到了广泛研究。许多使用尸体脊柱结构的生物力学研究表明，皮质骨螺钉与椎弓根螺钉在螺钉对骨的咬合量上至少是相同的。多项研究表明，与椎弓根螺钉相比，皮质骨螺钉具有更高的强度特性 [2, 9-13]。它更不容易发生头尾扭转，插入转矩更大，将螺钉拔出也需要更大力量。皮质骨螺钉之所以强度更高，是因为螺钉通道在皮质骨内，而非在椎弓根骨小梁。

对皮质骨螺钉固定术的围手术期和术后结果的研究是学术界的新话题，近期数据也十分鼓舞人心。研究表明，与椎弓根螺钉相比 [3-5, 8]，皮质骨螺钉并发症发生率更低，切口长度更短，手术时间更短，术中失血量降低，住院患者术后疼痛也得到减轻。这要归功于入钉点更靠内侧，软组织得到最小限度的牵引和保留。然而，长期的术后效果却各不相同 [3, 5]。一些研究表明，在接受皮质骨螺钉或椎弓根螺钉术的患者中，术后 12 个月的疼痛、机体功能情况和融合率是近似的 [5]。其他研究指出，接受皮质骨螺钉术的患者在术后 6~8 个月时的疼痛有所加重 [3]。后人研究需要采取对照研究，从而更好地阐明皮质骨螺钉术与椎弓根螺钉术的长期临床疗效和影像学疗效。

皮质骨螺钉固定术并发症与报道的椎弓根螺钉固定术相关的并发症有明显重叠。皮质骨螺钉通道术的大多数并发症都以小型病例报告或小型前瞻性研究的形式报道 [14, 15]，并发症包括硬件故障、螺钉松动、椎弓骨折、椎弓根骨折、硬脊膜切开和假性关节炎。在接受皮质骨螺钉术的病例中，也有因螺钉头错位，致使棒件放置困难而出现独特并发症的情况 [8]。虽然大多数研究表明皮质骨螺钉术的并发症发生率较低，但少有研究对椎弓根螺钉术和皮质骨螺钉术的并发症进行比较。若想对比这两种主要螺钉固定术的并发症发生率进行有意义的对比，就必须进行更大规模的病例记录和前瞻性研究。

6.2 皮质骨螺钉系统

Alphatec Spine Arsenal™ CBx Cortical Bone Fixation System

设计	
螺钉规格 采用 T27 驱动机制，利用郁金香形螺头减少解剖学影响	复位能力 复位范围为 9~30mm

皮质骨螺钉入钉（左），皮质骨螺钉（中），皮髓质螺钉（右）

模块的参数和规格	
螺钉直径 4~6.5mm（每 0.5mm 递增）	棒的类型 预弯棒 直棒

手术方式路径
MIS TLIF，MIS MIDLF
暂无透视图像

额外辅助固定系统
Alphatec Spine Illico® Posterior Stabilization System

DePuy Synthes Spine VIPER® Cortical Fix Screw System

设计

螺钉规格
利用郁金香形螺头减少解剖学影响

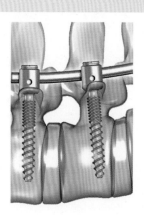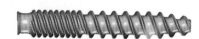

郁金香形螺头与棒件的钉棒系统（左），带有4层螺纹的皮质骨固定螺钉（右）

模块的参数和规格

螺钉直径 5~9mm（每1mm递增）	螺钉长度 30~55mm（每5mm递增）

手术方式路径

MIS TLIF，MIS MIDLF

暂无透视图像

额外辅助固定系统

DePuy Synthes EXPEDIUM® Spine System，VIPER® System

Globus Medical CREO MCS™ Midline Cortical Stabilization System

设计

螺钉规格 无螺纹锁紧帽技术，防止交叉穿线	复位能力 5 种复位选项，最多可复位 20mm

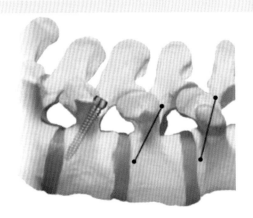 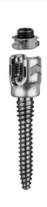 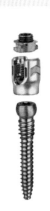

CREO MCS™ 螺钉入钉和皮质骨通道（左），预装配螺钉（中），螺钉模块（右）

模块的参数和规格	
螺钉直径 7mm	棒的直径 4.75mm，5.5mm，6.35mm

手术方式路径
MIS TLIF，MIS MIDLF
暂无透视图像

额外辅助固定系统
Globus Medical REVOLVE® Posterior Stabilization System

Medtronic CD Horizon® Solera® Cortical Fixation Spinal System

设计
螺钉规格 断裂螺钉使入钉和拧紧更为便利，标准螺纹可避免交叉穿线

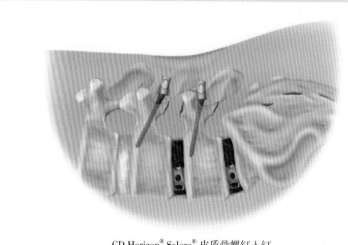

CD Horizon® Solera® 皮质骨螺钉入钉

模块的参数和规格			
螺钉直径 4.5mm，5mm， 6.5mm，7.5mm	螺钉长度 20~35mm（每 5mm 递增），40mm， 45mm（直径分别为 6.5mm 和 7.5mm）	棒的类型 预弯棒	棒的长度 30~45mm（每 5mm 递增）， 50~80mm（每 10mm 递增），100mm

手术方式路径
MIS TLIF，MIS MIDLF
暂无透视图像

额外辅助固定系统
Medtronic CD Horizon® Solera® Posterior Stabilization System

NuVasive MAS® PLIF Platform

设计

螺钉规格
螺旋式法兰锁紧技术，减少头部的摆动和交叉穿线

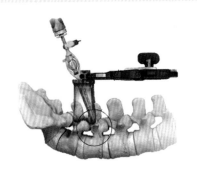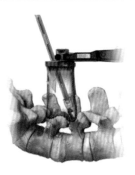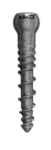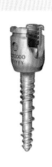

螺钉杆入钉，采用螺钉杆推进器和带有头部插入器的螺头连接物（左一、左二），
独立式三区螺钉杆（右二），独立式多轴螺钉（右一）

模块的参数和规格

螺钉直径	螺钉长度	棒的形状	棒的长度
4.5mm，5mm，5.5mm，6.5mm	25~40mm（每 5mm 递增）	预弯 直棒	20~100mm（每 5mm 递增）， 110mm，120mm

手术方式路径
MIS TLIF，微创后路减压

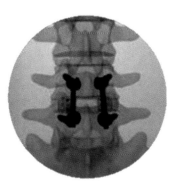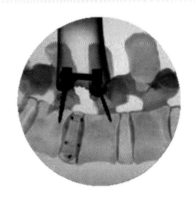

NuVasive MAS® PLIF Platform 的正位与侧位图像

额外辅助固定系统
NuVasive MaXcess® MAS® PLIF Access System，Precept® MAS® PLIF Fixation System，CoRoent® MAS® PLIF Interbody System

参考文献

[1] Santoni BG, Hynes RA, McGilvray KC, et al. Cortical bone trajectory for lumbar pedicle screws. Spine J. 2009; 9(5):366–373.

[2] Sansur CA, Caffes NM, Ibrahimi DM, et al. Biomechanical fixation properties of cortical versus transpedicular screws in the osteoporotic lumbar spine: an in vitro human cadaveric model. J Neurosurg Spine. 2016; 25(4):467–476.

[3] Chen YR, Deb S, Pham L, Singh H. Minimally invasive lumbar pedicle screw fixation using cortical bone trajectory: a prospective cohort study on postoperative pain outcomes. Cureus. 2016; 8(7):e714.

[4] Calvert GC, Lawrence BD, Abtahi AM, Bachus KN, Brodke DS. Cortical screws used to rescue failed lumbar pedicle screw construct: a biomechanical analysis. J Neurosurg Spine. 2015; 22(2):166–172.

[5] Lee GW, Son JH, Ahn MW, Kim HJ, Yeom JS. The comparison of pedicle screw and cortical screw in posterior lumbar interbody fusion: a prospective randomized noninferiority trial. Spine J. 2015; 15(7):1519–1526.

[6] Baluch DA, Patel AA, Lullo B, et al. Effect of physiological loads on cortical and traditional pedicle screw fixation. Spine. 2014; 39(22):E1297–E1302.

[7] Mizuno M, Kuraishi K, Umeda Y, Sano T, Tsuji M, Suzuki H. Midline lumbar fusion with cortical bone trajectory screw. Neurol Med Chir (Tokyo). 2014; 54(9):716–721.

[8] Mobbs RJ. The "medio-latero-superior trajectory technique": an alternative cortical trajectory for pedicle fixation. Orthop Surg. 2013; 5(1):56–59.

[9] Ueno M, Sakai R, Tanaka K, et al. Should we use cortical bone screws for cortical bone trajectory? J Neurosurg Spine. 2015; 22(4):416–421.

[10] Inceoğlu S, Montgomery WH, Jr, St Clair S, McLain RF. Pedicle screw insertion angle and pullout strength: comparison of 2 proposed strategies. J Neurosurg Spine. 2011; 14(5):670–676.

[11] Matsukawa K, Yato Y, Imabayashi H, Hosogane N, Asazuma T, Nemoto K. Biomechanical evaluation of the fixation strength of lumbar pedicle screws using cortical bone trajectory: a finite element study. J Neurosurg Spine. 2015; 23(4):471–478.

[12] Matsukawa K, Yato Y, Kato T, Imabayashi H, Asazuma T, Nemoto K. In vivo analysis of insertional torque during pedicle screwing using cortical bone trajectory technique. Spine. 2014; 39(4):E240–E245.

[13] Wray S, Mimran R, Vadapalli S, Shetye SS, McGilvray KC, Puttlitz CM. Pedicle screw placement in the lumbar spine: effect of trajectory and screw design on acute biomechanical purchase. J Neurosurg Spine. 2015; 22(5):503–510.

[14] Patel SS, Cheng WK, Danisa OA. Early complications after instrumentation of the lumbar spine using cortical bone trajectory technique. J Clin Neurosci. 2016; 24:63–67.

[15] Snyder LA, Martinez-Del-Campo E, Neal MT, et al. Lumbar spinal fixation with cortical bone trajectory pedicle screws in 79 patients with degenerative disease: perioperative outcomes and complications. World Neurosurg. 2016; 88:205–213.

第七章　小关节螺钉系统

Simon P. Lalehzarian, Benjamin Khechen, Brittany E. Haws, Kaitlyn L. Cardinal, Jordan A. Guntin, Kern Singh

7.1 介绍

后路小关节突螺钉固定见后路第三章牵开器系统。小关节突螺钉已发展成为标准椎弓根螺钉固定系统的替代品[1]。通过使用小关节突螺钉来作为微创融合的辅助，标准固定的安全性、可行性和总体发病率都得到了理论上的显著改善[2]。手术适应证见表7.1。

7.1.1 小关节突螺钉组件

小关节突螺钉的设计与椎弓根螺钉相似，但其体长不同，以适应不同的固定方法和固定点。"经椎板穿小关节突"和"经小关节突椎弓根"技术都是为了进入小关节突关节以进行适当的固定（图7.1）[3]。两种技术都成功地限制了关节突的运动；然而，每种技术中使用的器械类型和插入角度都有所不同。经椎板穿小关节突技术利用更长的螺钉长度，增加机械稳定性[2]。该技术还利用不同的插入角度对进入对侧椎板并结束于同侧横突的基底部，可能会增加固定的强度[3, 4]。

7.1.2 结果

小关节突螺钉作为脊柱固定的一种方法已显示出特殊的结果。这些器械已被证明可诱导多个脊柱运动平面的稳定性，包括屈伸和旋转[5]。此外，经椎板关节突螺钉可以增加脊柱运动节段和相关椎间装置的刚度[6, 7, 8]。这些特性被认为可以降低融合器沉降的风险[8]。此外，通过稳定小关节突关节，小关节突螺钉能够最大限度地减少因椎体间装置撑开而导致的小关节突脱钩[7, 9]。这就增加了伸展和轴向旋转的稳定性，而这通常因体间牵拉而减弱[9]。关节突螺钉与其他类型的脊柱内固定相比也有优势。先前的研究表明，小关节突螺钉固定与椎弓根螺钉固定相比，能显著降低神经损伤和脑脊液漏的发生率[10, 11]。生物力学上，小关节突螺钉在提供机械固定和稳定性方面往往与椎弓根螺钉相当[5, 8, 12]。

表 7.1　关节突螺钉的手术适应证

适应证
·前路脊柱融合术
·后路脊柱融合术
·颈椎手术
·胸腰椎手术
·腰椎退行性间盘病变
·脊椎前移术

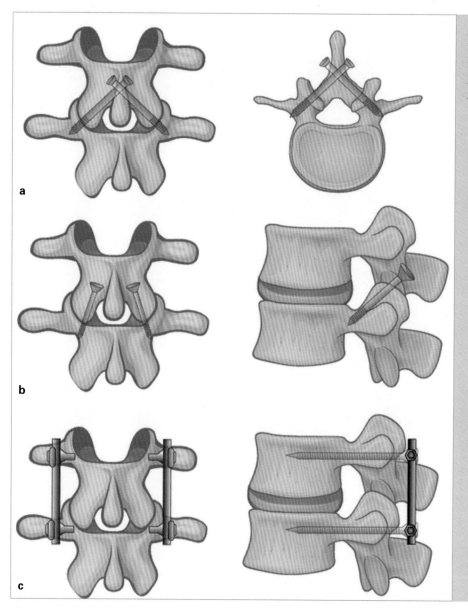

图 7.1 （a）经椎板穿小关节突技术。（b）经小关节突椎弓根技术。（c）标准椎弓根螺钉置入

7.2 小关节螺钉系统

Alphatec Spine Illico® FS Facet Fixation System

设计

材质	设计特点
钛合金	双丝攻螺纹设计加快了螺钉置入

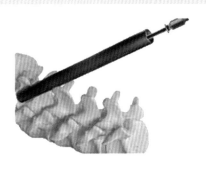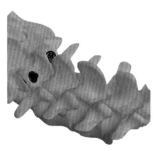

使用附在螺旋潜水轴上的棘轮轴柄的小关节螺钉插入（左）和插入（右）

模块的参数和规格
小关节螺钉规格

直径	长度
4.5mm，5mm	25~45mm（每 5mm 递增），35mm，40mm

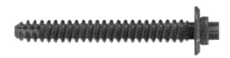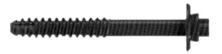

空心螺钉分为全螺纹（左）和部分螺纹（右）两种

手术方式路径

MIS TLIF，微创后路减压

暂无透视图像

DePuy Synthes VIPER® F2 Facet Fixation System

设计	
材质 金和银	设计特点 双丝攻螺纹设计加快了螺钉置入

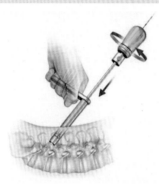 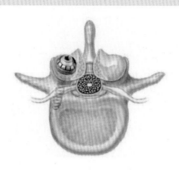 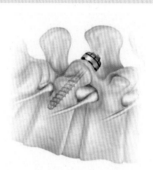

使用带最终定位的空心自固定螺丝刀（左）插入螺钉（中）和多轴环（右）

模块的参数和规格		
螺钉直径 5mm，6mm	螺钉长度 20~60mm（5mm 递增）	垫片直径 13mm，16mm

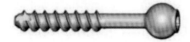

双线螺纹 两种垫圈选择

手术方式路径
MIS TLIF，微创后路减压
暂无透视图像

Globus Medical ZYFUSE® Facet Fixation System

设计

材质	设计特点
钛合金	双丝攻螺纹设计加快了螺钉置入， 空心螺钉是羟基磷灰石涂层，以促骨生长

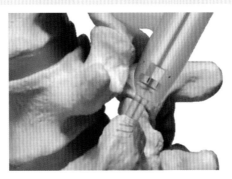

球形置入后的关节突内固定系统

模块的参数和规格

小关节螺钉规格

直径	长度
5mm，6mm	30~60mm（每10mm递增）

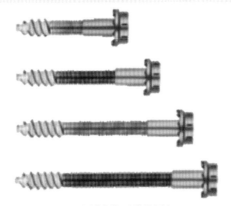

空心圆头螺钉（带垫圈）

手术方式路径

MIS TLIF，微创后路减压

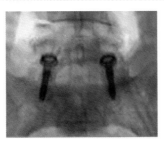 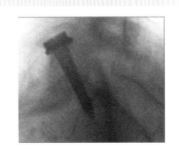

ZYFUSE® Facet Fixation System 的正位与侧位透视图像

Zimmer Biomet CONCERO™ Facet Screw System

设计	
材质 钛合金	设计特点 固定限制长度结构，双丝攻设计

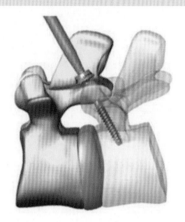 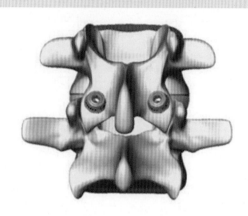

使用小关节螺丝刀插入螺钉（左）和最终双侧结构（右）

模块的参数和规格			
螺钉直径 4.5mm	螺钉长度 25~45mm（每 2.5mm 递增）	垫片直径 11mm	垫片高度 4.75mm
手术方式路径			
MIS TLIF，微创后路减压			
暂无透视图像			

Zimmer Biomet LDR FacetBRIDGE™ Facet Fixation System

设计

材质	设计特点
钛合金	作为一个螺钉和垫圈预先组装结构

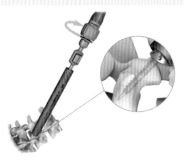 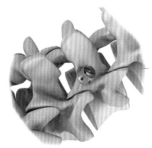

使用螺丝刀和导丝将螺钉插入和垫圈放置

模块的参数和规格

螺钉直径	螺钉长度	垫片直径	垫片高度
4.5mm，5.5mm	15mm，17.5mm，20~55mm（每 5mm 递增）	12mm	5.5mm

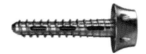 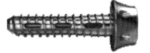

4.5mm 模板　　　　　　　　　　5.5mm 模板

有孔螺钉（与垫圈连接）易于插入，并允许螺钉自我填充

4.5mm 直径模板　　　　　　　5.5mm 直径模板

Fenestrated screw（with 垫片 attached）eases insertion and permits the screw to self-fill

手术方式路径

MIS TLIF，微创后路减压

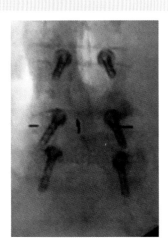 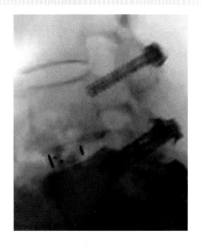

Zimmer Biomet LDR FacetBRIDGE™ Facet Fixation System 的正位与侧位透视图像

参考文献

[1] Agarwala A, Bucklen B, Muzumdar A, Moldavsky M, Khalil S. Do facet screws provide the required stability in lumbar fixation? A biomechanical comparison of the Boucher technique and pedicular fixation in primary and circumferential fusions. Clin Biomech (Bristol, Avon). 2012; 27(1):64–70.

[2] Ferrara LA, Secor JL, Jin BH, Wakefield A, Inceoglu S, Benzel EC. A biomechanical comparison of facet screw fixation and pedicle screw fixation: effects of short-term and long-term repetitive cycling. Spine. 2003; 28(12):1226–1234.

[3] Best NM, Sasso RC. Efficacy of translaminar facet screw fixation in circumferential interbody fusions as compared to pedicle screw fixation. J Spinal Disord Tech. 2006; 19(2):98–103.

[4] Lu J, Ebraheim NA, Yeasting RA. Translaminar facet screw placement: an anatomic study. Am J Orthop. 1998; 27(8):550–555.

[5] Vanden Berghe L, Mehdian H, Lee AJ, Weatherley CR. Stability of the lumbar spine and method of instrumentation. Acta Orthop Belg. 1993; 59(2):175–180.

[6] Heggeness MH, Esses SI. Translaminar facet joint screw fixation for lumbar and lumbosacral fusion. A clinical and biomechanical study. Spine. 1991; 16(6) Suppl:S266–S269.

[7] Rathonyi GC, Oxland TR, Gerich U, Grassmann S, Nolte LP. The role of supplemental translaminar screws in anterior lumbar interbody fixation: a biomechanical study. Eur Spine J. 1998; 7(5):400–407.

[8] Volkman T, Horton WC, Hutton WC. Transfacet screws with lumbar interbody reconstruction: biomechanical study of motion segment stiffness. J Spinal Disord. 1996; 9(5):425–432.

[9] Lund T, Oxland TR, Jost B, et al. Interbody cage stabilisation in the lumbar spine: biomechanical evaluation of cage design, posterior instrumentation and bone density. J Bone Joint Surg Br. 1998; 80(2):351–359.

[10] Grob D, Humke T. Translaminar screw fixation in the lumbar spine: technique, indications, results. Eur Spine J. 1998; 7(3):178–186.

[11] Tuli J, Tuli S, Eichler ME, Woodard EJ. A comparison of long-term outcomes of translaminar facet screw fixation and pedicle screw fixation: a prospective study. J Neurosurg Spine. 2007; 7(3):287–292.

[12] Deguchi M, Cheng BC, Sato K, Matsuyama Y, Zdeblick TA. Biomechanical evaluation of translaminar facet joint fixation. A comparative study of poly-L-lactide pins, screws, and pedicle fixation. Spine. 1998; 23(12):1307–1312, discussion 1313.

第八章 棘突固定系统

Jordan A. Guntin, Benjamin Khechen, Brittany E. Haws, Kaitlyn L. Cardinal, Kern Singh

8.1 介绍

棘突固定是椎体间融合后提供脊柱稳定性的另一种方法。这些装置通过棘间融合能提供额外的稳定性[1]。许多棘间固定装置（IFD）也能使棘间间隙增加，从而进一步得到减压[1]。此外，该装置的放置只需要一个中线切口，这可能使其比标准椎弓根螺钉固定更方便。手术适应证见表8.1。

8.1.1 棘间固定装置元件

IFD包含夹紧相邻棘突侧面的钢板（图8.1）。夹钳通常通过使用铆钉或带钉板固定在棘突上。通过在后方固定节段间的运动，IFD可使相邻两个椎体的刚性得到提高[2]。IFD可以由多种材料组成，包括聚醚醚酮（PEEK）和钛。

8.1.2 结果

棘突间固定在疗效方面表现出良好的效果。以往研究表明，无论是采用辅助棘突固定还是椎弓根螺钉固定，融合率都是相似的。此外，IFD表现出与椎弓根螺钉类似的刚度，特别是在腰椎屈伸运动中[5, 6]。这一结论还补充了相邻节段运动减少的证据，表明使用IFD可降低邻椎病的风险。然而，关于高质量的比较研究的文献有限。很少有研究探讨IFD的并发症情况。此外，关于IFD的长期效果和益处的证据尚未得到证实。因此，文献还不足以确定IFD相对于其他固定方法的真正优势。

表8.1 棘间固定的手术适应证
适应证
·脊柱后路融合术
·胸椎手术
·腰骶椎手术
·椎间盘退行性疾病
·腰椎滑脱症
·脊柱骨折脱位
·脊柱肿瘤

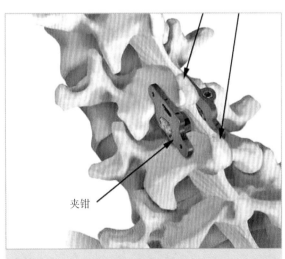

夹钳

图8.1 棘间固定装置及夹钳固定在相邻两个腰椎的棘突上

8.2 棘突内固定系统

Alphatec Spine BridgePoint® Spinous Process Fixation System

设计		
固定类型 固定式	材质 钛合金	特点 成角和可伸缩板增强了内固定的帖服性，可促进融合

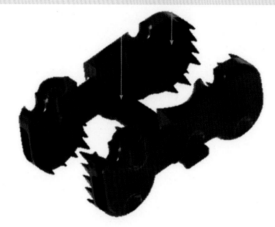

Alphatec BridgePoint® Spinous Process Fixation System 示意图

模块的参数和规格		
宽度 小号：35~40mm 中号：40~45mm 大号：45~50mm	成角 ± 14°	伸 / 缩 可伸缩板能提供 5mm 的调节

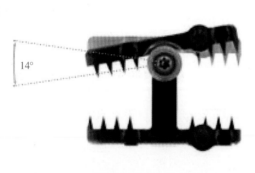

14°

伸缩板角度最多可达 14°

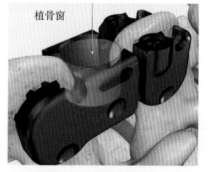

植骨窗

植骨空间

手术方式路径
MIS TLIF，微创后路减压
暂无透视图像

补充固定系统
Alphatec Spine Illico® Posterior Stabilization System

Globus Medical SP-Fix™ Spinous Process Fixation Plate

设计

内固定类型	材质	特点
固定式	钛和聚醚醚酮	零步锁定机制加速了置入过程

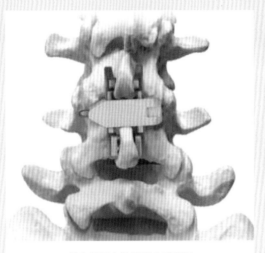

棘突间固定装置置入示意图

模块的参数和规格

棒的长度	套管的高度	钢板长度	成角
25mm，30mm，35mm	8~20mm（每 2mm 递增）	35~47mm（每 3mm 递增），50mm，55mm	± 15°

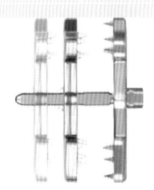

当植入物被压缩时自动锁定

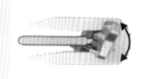

正位与侧位示意图

手术方式路径

MIS TLIF，微创后路减压

暂无透视图像

补充固定系统

Globus Medical REVOLVE® Posterior Stabilization System

NuVasive Affix® II Spinous Process Plate Device

设计			
固定类型 固定式	材质 钛合金	钢板长度 35~55mm（每10mm递增）	特点 一步插入及自锁机制

装置示意图与置入后示意图

手术方式路径
MIS TLIF，微创后路减压
暂无透视图像
补充固定系统
NuVasive Precept® Posterior Stabilization System

OsteoMed PrimaLOK™ SP Interspinous Fusion System

设计

固定类型	材质	特点
固定式	钛合金	多轴运动有利于前路放置

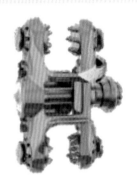 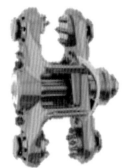 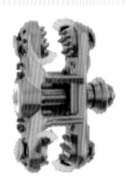

OsteoMed PrimaLOK™ SP Interspinous 多轴运动示意图

模块的参数和规格

高度（A）	宽度（B）	夹紧距离（C）	长度（D）	宽度（E）	中心柱长度
8~12mm（每 2mm 递增）	5.5~13.5mm	28mm	39mm	17mm	25mm，30mm
15~18mm（每 3mm 递增）	5.5~13.5mm	34mm	45mm	17mm	25mm，30mm

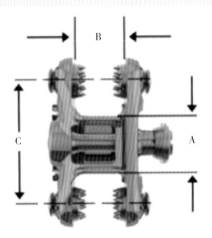 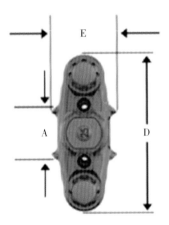

OsteoMed PrimaLOK™ SP Interspinous 正面与侧面示意图

手术方式路径

MIS TLIF，减压手术

暂无透视图像

补充固定系统

OsteoMed MIS Posterior Stabilization System

Paradigm Spine Coflex® Interlaminar Technology

设计		
固定类型 固定式	材质 钛合金	特点 可原位压缩伸展，允许插入时屈曲

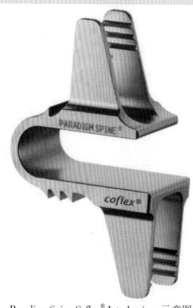

Paradigm Spine Coflex® Interlaminar 示意图

模块的参数和规格	
规格 8~16mm（每 2mm 递增）	远端臂长度 5~13mm（每 2mm 递增）

手术方式路径
MIS TLIF，微创后路减压

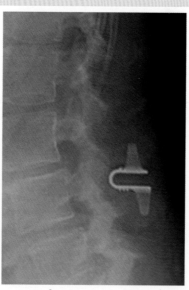

Paradigm Spine Coflex® Interlaminar Technology 的侧位透视图像

辅助内固定系统
Paradigm Spine MIS Posterior Stabilization System

RTI Surgical BacFuse® Spinous Process Fusion Plate System

设计

固定类型	材质	特点
固定式	钛合金	力矩控制锁定机制加强固定

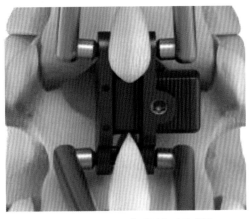

RTI Surgical BacFuse® 受压缩时示意图

模块的参数和规格

头－尾长度	最大宽度	套筒高度	A/P 长度	成角
35~37mm （每 0.5mm 递增）	12.5mm	8~16mm （每 2mm 递增）	16mm	± 10°

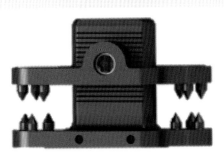

RTI Surgical BacFuse® 完全态

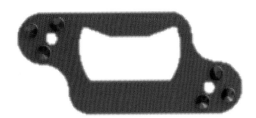

单个钢板

手术方式路径

MIS TLIF，微创后路减压

暂无透视图像

辅助内固定系统

RTI Surgical MIS Posterior Stabilization System

SeaSpine Spinous Process Fixation System

设计			
固定类型 固定式	材质 钛合金	规格 6~16mm（每 2mm 递增）	成角 ±10°

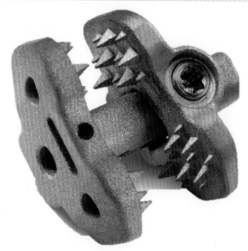 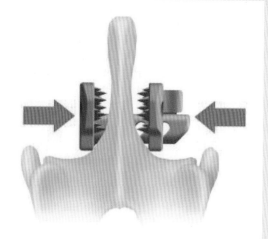

用于安全固定的尖锐尖刺　　　　　　　　棘轮结构保持压缩

手术方式路径

MIS TLIF，微创后路减压

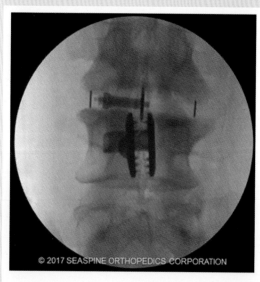 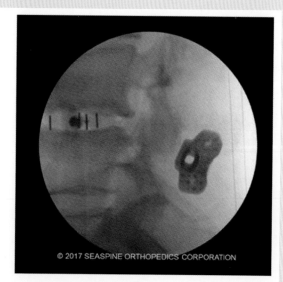

SeaSpine Spinous Process Fixation System 的正位和侧位透视图像

辅助内固定系统

SeaSpine Spinous Process MIS Posterior Stabilization System

Stryker UniVise® Spinous Process Fixation Plate System

设计			
固定类型	材质	特点	规格
固定式	钛合金	正中入路，中心性锁定	35mm，40mm

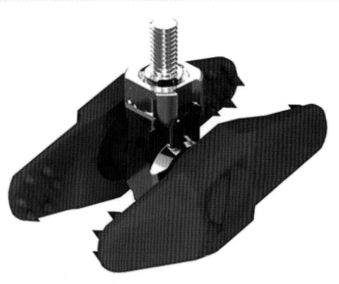

Stryker UniVise® Spinous Process Fixation Plate System 具有穗状的径向尖刺

手术方式路径

MIS TLIF，微创后路减压

暂无透视图像

辅助内固定系统

Stryker UniVise® MIS Posterior Stabilization System

Zimmer Biomet ALPINE XC™ Adjusable Fusion System

设计

固定类型 可扩展式	材质 钛	特点 可调节并允许原位牵开和压缩

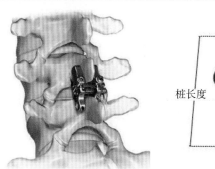 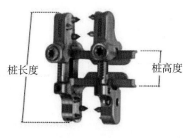

桩长度　　桩高度

Zimmer Biomet ALPINE XC™装置与其置入示意图

模块的参数和规格

连接桩长度 中号（21mm） 宽（24mm）	桩高度 6~18mm 10~18mm	腹侧植骨空间 中号：6~12mm 宽：10~18mm

手术方式路径

MIS TLIF，微创后路减压

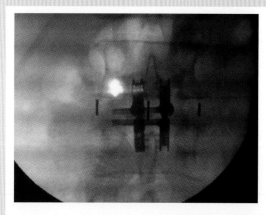 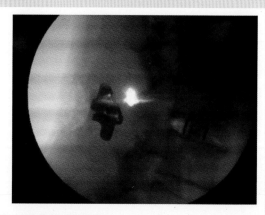

Zimmer Biomet ALPINE XC™的正位与侧位透视图像

辅助内固定系统

Zimmer Biomet MIS Posterior Stabilization System

Zimmer Biomet ASPEN® MIS Fusion System

设计

固定类型	材质	特点
固定式	钛钴合金	专为特定脊柱水平设计

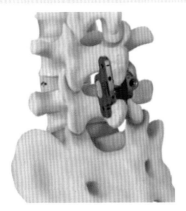

ASPEN® 中号置入示意图

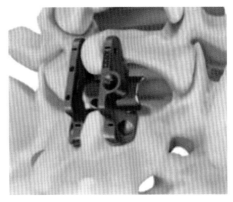

ASPEN® 喇叭形 5-1 置入 L5~S1 的示意图

模块的参数和规格

型号	可选宽度	套筒长度	成角	偏距
标准	8~18mm（每 2mm 增量）	21mm	10°	—
中等	6~14mm（每 2mm 增量）	18mm	10°	—
喇叭形 5-1（特殊型号）	8~18mm（每 2mm 增量）	—	10°	45°

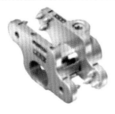

标准

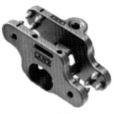

中等

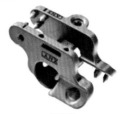

喇叭形 5-1

手术方式路径

MIS TLIF，微创后路减压

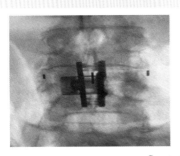
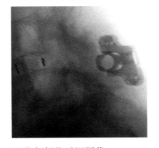

Zimmer Biomet ASPEN® MIS Fusion System 正位与侧位透视图像

辅助内固定系统

Zimmer Biomet MIS Posterior Stabilization System

参考文献

[1] Lopez AJ, Scheer JK, Dahdaleh NS, et al. Lumbar spinous process fixation and fusion: a systematic review and critical analysis of an emerging spinal technology. Clin Spine Surg. 2017; 30(9):E1279–E1288.

[2] Gazzeri R, Galarza M, Alfieri A. Controversies about interspinous process devices in the treatment of degenerative lumbar spine diseases: past, present, and future. BioMed Res Int. 2014; 2014:975052.

[3] Vokshoor A, Khurana S, Wilson D, Filsinger P. Clinical and radiographic outcomes after spinous process fixation and posterior fusion in an elderly cohort. Surg Technol Int. 2014; 25:271–276.

[4] Kim HJ, Bak KH, Chun HJ, Oh SJ, Kang TH, Yang MS. Posterior interspinous fusion device for one-level fusion in degenerative lumbar spine disease: comparison with pedicle screw fixation—preliminary report of at least one year follow up. J Korean Neurosurg Soc. 2012; 52(4):359–364.

[5] Gonzalez-Blohm SA, Doulgeris JJ, Aghayev K, Lee WE, III, Volkov A, Vrionis FD. Biomechanical analysis of an interspinous fusion device as a stand-alone and as supplemental fixation to posterior expandable interbody cages in the lumbar spine. J Neurosurg Spine. 2014; 20(2):209–219.

[6] Techy F, Mageswaran P, Colbrunn RW, Bonner TF, McLain RF. Properties of an interspinous fixation device (ISD) in lumbar fusion constructs: a biomechanical study. Spine J. 2013; 13(5):572–579.

第二部分
侧方入路

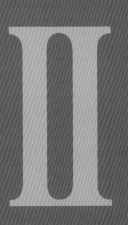

第九章 侧方入路介绍

Sravisht Iyer, Benjamin Khechen, Brittany E. Haws, Jordan A. Guntin, Kaitlyn L. Cardinal, Kern Singh

9.1 简介

开发侧方微创手术（MIS）方法的目的是：其与腰椎椎体间融合的前、后侧入路手术相比 [1, 2]，可降低并发症的发生率。与后入路手术相比，侧方入路手术可直接观察椎间隙，而不需要直接进入椎管或牵拉神经根 [3, 4]。此外，侧方入路的方法可以置入更大的椎间融合器 [1, 5]。

9.2 手术解剖学

体表的定向解剖标志包括第 12 肋骨，耻骨联合，以及腹直肌的外侧缘。在这里会遇到的肌肉组织，从浅到深包括腹外斜肌、腹内斜肌、腹横肌和腰大肌。钝性分离和横向牵开的腹外斜肌、腹内斜肌和腹横肌，通常并不会引起严重的并发症，因为他们是由节段神经支配的，且去神经化是不可能发生的。

最重要的解剖问题是腰大肌组织的穿越和牵拉所引起的短暂或永久性的神经损伤 [6, 7]。腰神经丛的分支位于腰的后部，因此这些结构如果他们靠近手术通道，牵拉时会受伤（图 9.1）。这种风险在更靠近尾端的水平上会增加，因为这里的神经丛更多的分布在前面，因此更靠近 L4~L5 的手术通道 [8, 9]。由于神经损伤的风险是客观存在的，所以我们建议在牵拉和穿越腰大肌过程中进行神经监测，这是确定安全工作区域的必要条件。此外，在当腹膜后水平如 L4~L5 手术操作时 [8]，对侧腹膜后血管系统损伤的风险也更高。因为在这些水平上，血管系统更多的位于后方且与椎间盘空间重叠。随着椎间盘空间重叠变大，在对侧纤维环切除术中损伤的可能性更高。

9.3 手术技术

9.3.1 体位摆放

在侧方入路手术过程中，正确的体位摆放至关重要，以确保手术路径垂直于椎间盘水平 [10]。患者侧卧位放置于可透视的手术台上（图 9.2），操作位置位于断裂线上方，以确保在手术节段可以最大限度地屈曲。在某些情况下，手术台可以向后伸缩，以增加髂嵴和肋骨之间的距离，而臀部也可以适度弯曲，以促进腰大肌的放松 [1, 11]。腹部和胸部用胶带固定，手臂有很好的衬垫。在腋窝使用滚筒形软垫还有助于防止臂丛神经损伤的发病率。C 臂和手术监视器应放置在外科医生对面的一侧，以获得最佳观察角度。肌电图（EMG）神经监测通常用于横向入路，因为在穿过腰肌时会遇到腰丛分支 [10]。

9.3.2 手术入路

对外侧腰椎间融合（LLIF）的最初描述使用了双切口入路方法，增加一个更靠近后侧的切口

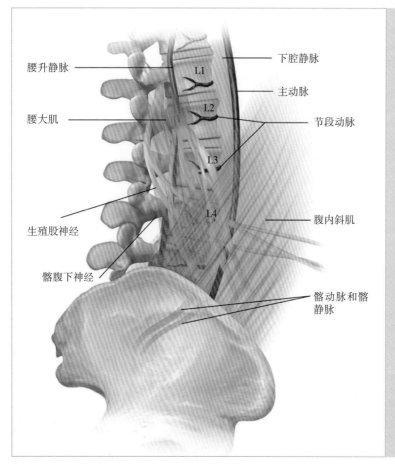

图 9.1 图示描述腰丛支和周围肌肉组织的位置关系

腰升静脉

下腔静脉

主动脉

腰大肌

节段动脉

生殖股神经

腹内斜肌

髂腹下神经

髂动脉和髂静脉

L1

L2

L3

L4

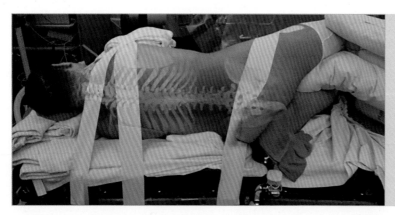

图 9.2 侧卧位，用于偏侧入路

来确认深度解剖前的腹膜后位置[1]。然而，单切口手术现在已经很常见。使用透视成像法确定侧方的切口。腹部的组织结构包括腹外斜肌、腹内斜肌和腹横筋膜，这些都可以被直接地解剖出来，直到进入腹膜后间隙（图 9.3）。一旦外科医生已确认到达腹膜后间隙，可以用手指进行钝性解剖分离，触摸到腰大肌的侧面。然后将逐级扩展器穿过腰大肌置入到椎间隙，通过透视检查确定适当的位置。神经电生理监测是用来确保腰丛不会在无意中被损伤[12, 13]。然后，将扩张器紧贴于椎间隙，并使用台式牵引系统固定。然后将光纤光源系统连接到接收器上，以协助进行可视化。然后放置一个固定牵开器，通过前后位（AP）和侧位透视进行正确的定位。

9.3.3 椎间隙的准备

双极烧灼器用于暴露椎间隙和去除任何阻挡视野的残留组织。然后进行纤维环切除术，并使用刮勺、髓核钳和绞刀切除椎间盘[14]。纤维环切除术应该扩展到对侧面，以确保充分地暴露和修正冠状面畸形。终板是通过使用直和弯曲的刮勺来去除软骨组织制备的（图9.4）。

9.3.4 椎间融合器的放置

接下来，在透视的引导下放置一系列的试模。当确定了合适的大小，最后再在椎体间置入骨移植物增强剂，如重组人骨形态发生蛋白 -2（rhBMP-2）。在透视的引导下置入椎间隙内。融合器应该跨越整个椎体的宽度，这样可以将其放置在环形的皮质骨之上，从而降低沉降的发生率。融合器放置的最终位置通过正侧位的透视检查来确定（图9.5）。

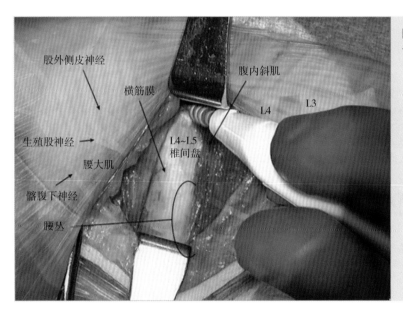

图9.3 术中照片显示腹内斜肌的解剖及横筋膜和下方腹膜后间隙的识别

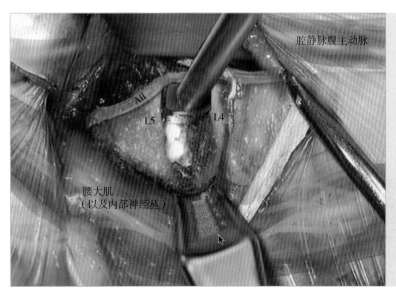

图9.4 术中照片显示终板准备

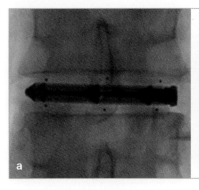
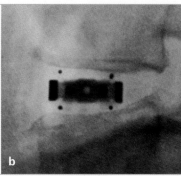

图9.5 （a）前后位和（b）侧位椎间融合器放置的透视图像

9.3.5 追加内固定

在临床诊断必要时，可以使用各种补充内固定物。侧方内固定物可以通过原始切口进行放置，而放置椎弓根螺钉可以重新或不重新定位 [2, 15]。

9.3.6 闭合切口

在确认椎间融合器的放置位置后，用大量生理盐水冲洗伤口。分层闭合切口，随后用无菌手术敷料覆盖。可以肌肉注射长效局部麻醉药，以减轻手术后的疼痛。

9.4 并发症

LLIF 最重要的潜在并发症是神经系统损伤。Lykissas 等报告说，大量患者在术后出现了大腿疼痛和运动缺陷 [16]。在一项纳入 451 例患者和 919 个手术节段的研究中，研究人员报告了 39% 的大腿疼痛，38% 的感觉缺陷，24% 的大腿无力，这些患者的症状在术后立即出现。这些通常是典型的短暂的神经失用症。而在术后 18 个月，这些症状出现的比率被推断为 9.6% 的感觉缺陷（通常是大腿前部）以及 3.2% 的肢体乏力。Generally 认为，报告率 LLIF 后的感觉缺陷发生率为 2.2%~19.7%，而运动缺陷的发生率则为 0.7%~8.9%[5, 11-14]。运动缺陷可能包括股神经损伤引起的股四头肌无力或剥离引起的髋屈肌无力。

Lykissas 等证明，早期并发症的发生在 L4~L5 水平的手术中出现较多 [16]。考虑到腰大肌腰丛的解剖结构，这并不完全令人惊讶。Regev 等进行了一项核磁共振成像的研究表明，腰椎丛神经根在下腰椎的前部移动。研究人员确定了 LLIF 手术中，前方血管和后方神经根之间的 "安全区"。在他们的分析中，这个安全区在上腰椎（L1~L2 至 L3~L4）中占椎体前后径 40%~45%，而在 L4~L5 节段中仅为 13%[18]。这些发现也在尸体解剖中已经得到了证实 [17]。

与所有的手术一样，LLIF 与手术学习曲线有关，有证据表明，随着外科医生获得更多的经验，神经并发症的发生率会降低 [11]。神经系统监测对避免这些并发症的影响尚不清楚。

LLIF 手术中的血管损伤是一种罕见但又很严重的并发症，其后果可能会危及生命。

9.5 结果

LLIF 提供了一种微创的方法来治疗各种脊柱退行性疾病，如椎管狭窄、退行性脊椎滑脱和退行性脊柱侧弯。Phillips 等是最早报告 LLIF 在退行性脊柱侧弯病患者中效用的人之一。在一项纳入了 107 例患者的研究中，研究人员报告了在疼痛、残疾，以及一般健康状况在 2 年随访时的改善[18]。作者还报告了冠状面和矢状面序列中的小的纠正。同样地，在一项纳入 71 例患者的研究中，Anand 等报告了在伴有退行性脊柱侧弯患者中，LLIF 术后矢状位平衡和 Cobb 角可以得到一定程度的改善[19]。然而，这两项研究都治疗了轻微的畸形（平均冠状位 Cobbs 角为 21°~25°）。在其他退行性疾病的患者中，如椎管狭窄和退行性脊椎滑脱，LLIF 术后视觉疼痛模拟量表（VAS）和 Oswestry 功能残疾指数（ODI）平均评分可以得到 30%~70% 的改善[2, 3, 5-7]。

LLIF 也与椎间盘前、后侧的高度和椎间孔横截面积的显著改善有关[8, 9]。LLIF 术后得到影像学融合的概率很高，报告为 88%~100%[17, 20-22]。Isaacs 等在一项对 29 例 LLIF 患者和 26 例经椎间孔椎体间融合（TLIF）患者的研究中，分析和比较了两者的影像学效果。LLIF 组不仅在整体椎间盘高度有显著改善，术后同侧和对侧的椎间孔内高度也有显著改善[21]。然而，中央椎管区域的面积显著增加，与 TLIF 组相比，LLIF 组较低（4.1 比 43.1mm），可能表明 MISTLIF 在间接神经减压中的优势。在一个针对 21 项调查的系统回顾中，Phan 等证明了 LLIF 术后患者脊柱冠状位的序列可以得到显著的改善。从术前到术后的最后一次随访，平均冠状位节段 Cobbs 角从 3.6° 下降到 1.1°，平均冠状位区域 Cobbs 角从 19.1° 下降到 10.0°。然而，术前、术后测量的矢状位排列，腰椎的后凸只有有限的改善。需要开展进一步的研究，以充分阐明通过微创的侧入路方法进行椎体间手术后影像学改善的趋势。

脊柱特异性患者报告的临床结果被广泛用于证明侧方入路的有效性[21-26]。ahmadian 等在对 59 例接受单独 LLIF 手术患者的多中心研究中发现，手术后的疼痛和残疾均有显著改善[22]。在 14.6 个月的平均随访中，VAS 疼痛评分提高了 45.3%，而 ODI 评分提高了 38.6%。此外，该组中的融合率为 93%。Sembrano 等的一项对 29 例接受补充的内固定的患者的研究表明，患者报告的预后也有同样的显著的改善。术后 24 个月，VAS、ODI 和 36 项短期调查（SF-36）的平均改善得分分别为 73%、53% 和 64%。

参考文献

[1] Pawar A, Hughes A, Girardi F, Sama A, Lebl D, Cammisa F. Lateral lumbar interbody fusion. Asian Spine J. 2015; 9(6):978–983.

[2] Lehmen JA, Gerber EJ. MIS lateral spine surgery: a systematic literature review of complications, outcomes, and economics. Eur Spine J. 2015; 24 Suppl 3:287–313.

[3] Rihn JA, Patel R, Makda J, et al. Complications associated with single-level transforaminal lumbar interbody fusion. Spine J. 2009; 9(8):623–629.

[4] Potter BK, Freedman BA, Verwiebe EG, Hall JM, Polly DW, Jr, Kuklo TR. Transforaminal lumbar interbody fusion: clinical and radiographic results and complications in 100 consecutive patients. J Spinal Disord Tech. 2005; 18(4):337–346.

[5] Kwon B, Kim DH. Lateral lumbar interbody fusion: indications, outcomes, and complications. J Am Acad Orthop Surg. 2016; 24(2):96–105.

[6] Yuan PS, Rowshan K, Verma RB, Miller LE, Block JE. Minimally invasive lateral lumbar interbody fusion with direct psoas visualization. J Orthop Surg Res. 2014; 9:20.

[7] Guérin P, Obeid I, Bourghli A, et al. The lumbosacral plexus: anatomic considerations for minimally invasive retroperitoneal transpsoas approach. Surg Radiol Anat. 2012; 34(2):151–157.

[8] Regev GJ, Chen L, Dhawan M, Lee YP, Garfin SR, Kim CW. Morphometric analysis of the ventral nerve roots and retroperitoneal vessels with respect to the minimally invasive lateral approach in normal and deformed spines. Spine. 2009; 34(12):1330–1335.

[9] Kepler CK, Bogner EA, Herzog RJ, Huang RC. Anatomy of the psoas muscle and lumbar plexus with respect to the surgical approach for lateral transpsoas interbody fusion. Eur Spine J. 2011; 20(4):550–556.

[10] Winder MJ, Gambhir S. Comparison of ALIF vs. XLIF for L4/5 interbody fusion: pros, cons, and literature review. J Spine Surg. 2016; 2(1):2–8.

[11] Yson SC, Sembrano JN, Santos ER, Luna JT, Polly DW, Jr. Does prone repositioning before posterior fixation produce greater lordosis in lateral lumbar interbody fusion (LLIF)? J Spinal Disord Tech. 2014; 27(7):364–369.

[12] Banagan K, Gelb D, Poelstra K, Ludwig S. Anatomic mapping of lumbar nerve roots during a direct lateral transpsoas approach to the spine: a cadaveric study. Spine. 2011; 36(11):E687–E691.

[13] Uribe JS, Vale FL, Dakwar E. Electromyographic monitoring and its anatomical implications in minimally invasive spine surgery. Spine. 2010; 35(26) Suppl:S368–S374.

[14] Baaj AA. Handbook of Spine Surgery. New York, NY: Thieme; 2012.

[15] Lehman A, Rodgers WB. Minimally disruptive lateral transpsoas approach for thoracolumbar anterior interbody fusion. In: Phillips FM, Lieberman IH, Polly DW Jr., Wang MY, eds. Minimally Invasive Spine Surgery: Surgical Techniques and Disease Management. New York, NY: Springer; 2014:167–190.

[16] Lykissas MG, Aichmair A, Hughes AP, Sama AA, Lebl DR, Taher F, Du JY, Cammisa FP, Girardi FP. Nerve injury after lateral lumbar interbody fusion: a review of 919 treated levels with identification of risk factors. Spine J. 2014 May 1;14(5):749–758.

[17] Waddell B, Briski D, Qadir R, et al. Lateral lumbar interbody fusion for the correction of spondylolisthesis and adult degenerative scoliosis in high-risk patients: early radiographic results and complications. Ochsner J. 2014; 14(1):23–31.

[18] Phillips FM, Isaacs RE, Rodgers WB, Khajavi K, Tohmeh AG, Deviren V, Peterson MD, Hyde J, Kurd M. Adult degenerative scoliosis treated with XLIF: clinical and radiographical results of a prospective multicenter study with 24-month follow-up. Spine (Phila Pa 1976). 2013 Oct 1;38(21):1853–1861.

[19] Anand N, Baron EM, Khandehroo B, Kahwaty S. Long-term 2- to 5-year clinical and functional outcomes of minimally invasive surgery for adult scoliosis. Spine (Phila Pa 1976). 2013 Aug 15;38(18):1566–1575.

[20] Kotwal S, Kawaguchi S, Lebl D, et al. minimally invasive lateral lumbar interbody fusion: clinical and radiographic outcome at a minimum 2-year follow-up. J Spinal Disord Tech. 2015; 28(4):119–125.

[21] Isaacs RE, Sembrano JN, Tohmeh AG, SOLAS Degenerative Study Group. Two-year comparative outcomes of MIS lateral and MIS transforaminal interbody fusion in the treatment of degenerative spondylolisthesis: part II: radiographic findings. Spine. 2016; 41 Suppl 8:S133–S144.

[22] Ahmadian A, Bach K, Bolinger B, et al. Stand-alone minimally invasive lateral lumbar interbody fusion: multicenter clinical outcomes. J Clin Neurosci. 2015; 22(4):740–746.

[23] Phan K, Rao PJ, Scherman DB, Dandie G, Mobbs RJ. Lateral lumbar interbody fusion for sagittal balance correction and spinal deformity. J Clin Neurosci. 2015; 22(11):1714–1721.

[24] Sembrano JN, Tohmeh A, Isaacs R, SOLAS Degenerative Study Group. Two-year comparative outcomes of MIS lateral and MIS transforaminal interbody fusion in the treatment of degenerative spondylolisthesis: part I: clinical findings. Spine. 2016; 41 Suppl 8:S123–S132.

[25] Ozgur BM, Agarwal V, Nail E, Pimenta L. Two-year clinical and radiographic success of minimally invasive lateral transpsoas approach for the treatment of degenerative lumbar conditions. SAS J. 2010; 4(2):41–46.

[26] Ahmadian A, Verma S, Mundis GM, Jr, Oskouian RJ, Jr, Smith DA, Uribe JS. Minimally invasive lateral retroperitoneal transpsoas interbody fusion for L4–5 spondylolisthesis: clinical outcomes. J Neurosurg Spine. 2013; 19(3):314–320.

第十章 侧方牵开系统

Mohammed Abbas, Benjamin Khechen, Brittany E. Haws, Jordan A. Guntin, Kaitlyn L. Cardinal, Kern Singh

10.1 介绍

在各种微创手术（MIS）入路中，外侧经腰大肌入路相关并发症已被广泛研究。在此入路进入过程中，牵开系统穿过腰大肌，因此腰大肌和腰丛有相当大的损伤风险。典型的症状是短暂的包括大腿疼痛、腹股沟区疼痛、皮肤感觉异常、麻木、屈髋无力和腰大肌痉挛[1-9]。可以通过放置适当的管状扩张器和收缩系统来避免并发症。此外，实时神经监测装置的使用减少了神经损伤的发生率[10, 11]。

10.2 侧方牵开系统

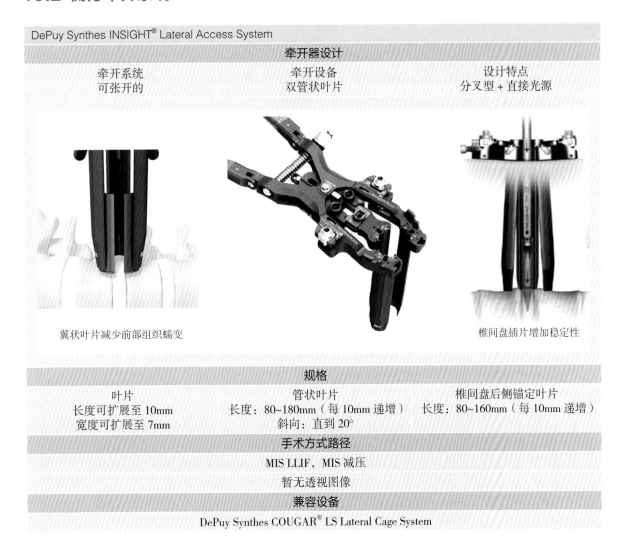

DePuy Synthes INSIGHT® Lateral Access System		
牵开器设计		
牵开系统 可张开的	牵开设备 双管状叶片	设计特点 分叉型＋直接光源
翼状叶片减少前部组织蠕变		椎间盘插片增加稳定性
规格		
叶片 长度可扩展至 10mm 宽度可扩展至 7mm	管状叶片 长度：80~180mm（每10mm 递增） 斜向：直到 20°	椎间盘后侧锚定叶片 长度：80~160mm（每10mm 递增）
手术方式路径		
MIS LLIF，MIS 减压		
暂无透视图像		
兼容设备		
DePuy Synthes COUGAR® LS Lateral Cage System		

Globus Medical MARS™ 3V Minimal Access Retractor System

设计		
牵开系统 可张开的	牵开装置 管状叶片	设计特点 附带第 4 个叶片，扩大和延长叶片以减少肌肉蠕变

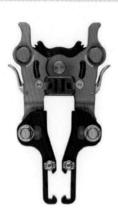 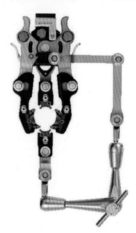

MARS™ 3V 可拓展牵开器可用 2 片（左）和 3 片（右）的模式，同时还可以增加第四片叶片（右）作为附件

规格		
后叶片和头尾叶片长度 40~170mm（每 10mm 递增）	端口组成 聚醚醚酮（PEEK）	成角 20°

手术方式路径
MIS LLIF，MIS 减压
暂无透视图像

兼容设备
Globus Medical Lateral Fusion Systems

K2 M RAVINE® Lateral Access System

牵开器设计

牵开系统	牵开装置	设计特点
可张开的	双平叶片	聚醚酮树脂（PEEK）端口组成

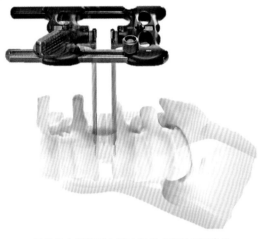

沿着肌肉纤维进入腰大肌并直接固定到脊柱

规格

叶片直径	平叶片	前后叶片
平叶片：24mm	长度：80~160mm	长度：80~160mm
前后叶片：13mm	（每10mm递增）	（每10mm递增）

手术方式路径

MIS LLIF，MIS 减压

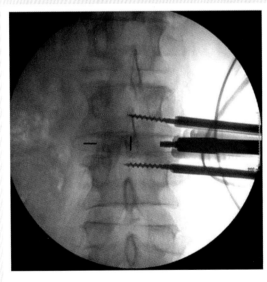 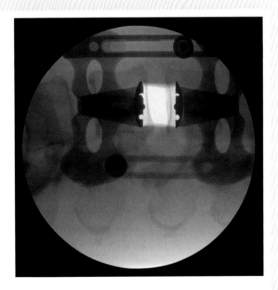

K2 M RAVINE® Lateral Access System 的正位与侧位透视图像

兼容设备

K2 M ALEUTIAN® Lateral Interbody System

NuVasive MaXcess® 4 Access System

牵开器设计		
牵开系统 可张开的	牵开装置 管状叶片	设计特点 锁定椎间盘内垫片提高了牵开器的稳定性

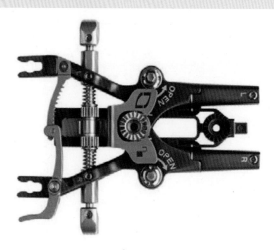

NuVasive MaXcess® 4 可拓展牵开器示意图

规格	
管状叶片长度 50~160mm（每 10mm 递增）	牵开器直径 6mm，9mm，12mm

手术方式路径
MIS LLIF，MIS 减压

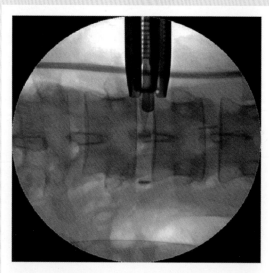 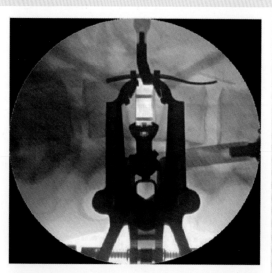

NuVasive MaXcess® 4 Access System 的正位和侧位透视图像

兼容设备
NuVasive CoRoent® XL Platform，StruXureTM XLIF decade

Zimmer Biomet AccuVision® Minimally Invasive Spinal Exposure System

牵开器设计

牵开系统 可张开的	牵开装置 平叶片	设计特点 牵开器模块提供额外的中外侧暴露
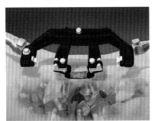	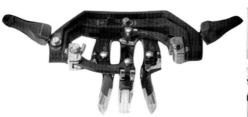	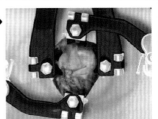

AccuVision® Minimally Invasive Spinal Exposure System 的大体示意图与插入时示意图

规格

管状叶片宽度和长度 18mm×40~110mm（每10mm递增） 25mm×40~110mm（每10mm递增）	平叶片长度 40~110mm（每10mm递增）	牵开器直径 7mm，12mm，18mm，22mm，25mm

手术方式路径

MIS LLIF，MIS 减压

暂无透视图像

兼容设备

Zimmer Biomet Lateral Fixation Systems

Zimmer Biomet Timberline® Lateral Fusion System

牵开器设计

牵开系统 可张开的	牵开装置 管状叶片	设计特点 完整的后垫片减少牵开器移动

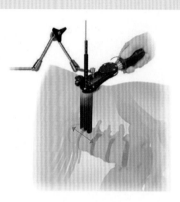 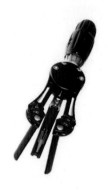

头尾部手柄的旋转导致 17mm 的回缩 | 独立的刀片运动改善了通过性

规格

后叶片长度 50~180mm（每 10mm 递增） 斜向：最高 20°	头尾叶片长度 50~180mm（每 10mm 递增） 最高收回 17mm

手术方式路径

MIS LLIF，MIS 减压

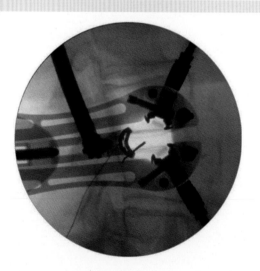

Zimmer Biomet Timberline® Lateral Fusion System 侧位透视图像

兼容设备

Zimmer Biomet Lateral Fusion Systems

参考文献

[1] Youssef JA, McAfee PC, Patty CA, et al. Minimally invasive surgery: lateral approach interbody fusion: results and review. Spine. 2010; 35(26) Suppl:S302–S311.

[2] Isaacs RE, Hyde J, Goodrich JA, Rodgers WB, Phillips FM. A prospective, nonrandomized, multicenter evaluation of extreme lateral interbody fusion for the treatment of adult degenerative scoliosis: perioperative outcomes and complications. Spine. 2010; 35(26) Suppl:S322–S330.

[3] Cummock MD, Vanni S, Levi AD, Yu Y, Wang MY. An analysis of postoperative thigh symptoms after minimally invasive transpsoas lumbar interbody fusion. J Neurosurg Spine. 2011; 15(1):11–18.

[4] Moller DJ, Slimack NP, Acosta FL, Jr, Koski TR, Fessler RG, Liu JC. Minimally invasive lateral lumbar interbody fusion and transpsoas approach-related morbidity. Neurosurg Focus. 2011; 31(4):E4.

[5] Bergey DL, Villavicencio AT, Goldstein T, Regan JJ. Endoscopic lateral transpsoas approach to the lumbar spine. Spine. 2004; 29(15):1681–1688.

[6] Sofianos DA, Briseño MR, Abrams J, Patel AA. Complications of the lateral transpsoas approach for lumbar interbody arthrodesis: a case series and literature review. Clin Orthop Relat Res. 2012; 470(6):1621–1632.

[7] Uribe JS, Arredondo N, Dakwar E, Vale FL. Defining the safe working zones using the minimally invasive lateral retroperitoneal transpsoas approach: an anatomical study. J Neurosurg Spine. 2010; 13(2):260–266.

[8] Park DK, Lee MJ, Lin EL, Singh K, An HS, Phillips FM. The relationship of intrapsoas nerves during a transpsoas approach to the lumbar spine: anatomic study. J Spinal Disord Tech. 2010; 23(4):223–228.

[9] Benglis DM, Vanni S, Levi AD. An anatomical study of the lumbosacral plexus as related to the minimally invasive transpsoas approach to the lumbar spine. J Neurosurg Spine. 2009; 10(2):139–144.

[10] Ozgur BM, Aryan HE, Pimenta L, Taylor WR. Extreme lateral interbody fusion (XLIF): a novel surgical technique for anterior lumbar interbody fusion. Spine J. 2006; 6(4):435–443.

[11] Knight RQ, Schwaegler P, Hanscom D, Roh J. Direct lateral lumbar interbody fusion for degenerative conditions: early complication profile. J Spinal Disord Tech. 2009; 22(1):34–37.

第十一章 侧方椎间融合器

Adam B. Wiggins, Benjamin Khechen, Brittany E. Haws, Jordan A. Guntin, Kaitlyn L. Cardinal, Eric H. Lamoutte, Kern Singh

11.1 简介

外侧椎间融合器最显著的特点除了能适应多种辅助固定方法[1, 2]外，还能提供更大的融合器。当使用更宽的椎间融合器时，下沉率似乎更低[1, 2]，侧面椎体间融合器的下沉率低于相应的后路椎体间融合器[1]。

11.2 静态 PEEK 侧方融合器

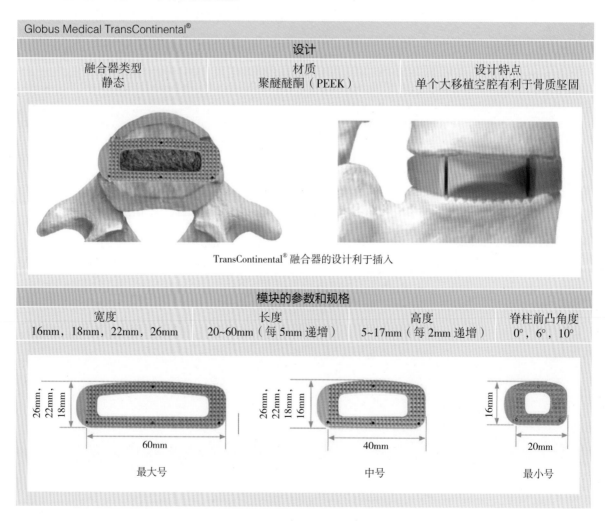

Globus Medical TransContinental®		
设计		
融合器类型 静态	材质 聚醚醚酮（PEEK）	设计特点 单个大移植空腔有利于骨质坚固

TransContinental® 融合器的设计利于插入

模块的参数和规格			
宽度 16mm，18mm，22mm，26mm	长度 20~60mm（每 5mm 递增）	高度 5~17mm（每 2mm 递增）	脊柱前凸角度 0°，6°，10°

26mm, 22mm, 18mm / 60mm 最大号

26mm, 22mm, 18mm, 16mm / 40mm 中号

16mm / 20mm 最小号

（续）Globus Medical TransContinental®

手术方式路径

MIS LLIF

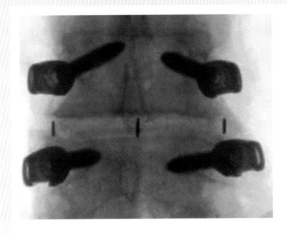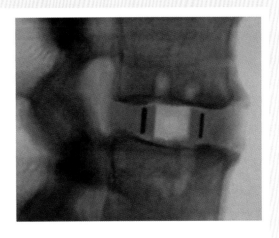

Globus Medical TransContinental® 的正位和侧位透视图像

额外辅助固定系统

Globus Medical REVOLVE® posterior stabilization system for MIS

K2 M ALEUTIAN® Lateral Interbody System

设计

融合器类型 静态	材质 聚醚醚酮（PEEK）	设计特点 环形弹头设计用于贴近终板

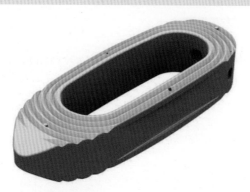

ALEUTIAN® Lateral Interbody System 的斜位图像

模块的参数和规格

宽度 16mm，18mm，22mm	长度 25~60mm（每5mm递增）	高度 6mm，7mm，8~16mm（每2mm递增）	脊柱前凸角度 0°，8°，12°，15°

平行　　　　　　　前凸　　　　　　　　　　　过凸
（0°）　　　　　　（8°）　　　　（12°）　　　　　（15°）

ALEUTIAN® Lateral Interbody System 可用的矢状位选项

手术方式路径

MIS LLIF

暂无透视图像

额外辅助固定系统

K2 M RAVINE® Lateral Access System

NuVasive CoRoent® Large Oblique (LO) Interbody Cage Device

设计

融合器类型	材质	设计特点
静态	聚醚醚酮（PEEK）	专为旋转放置而设计

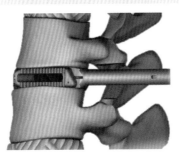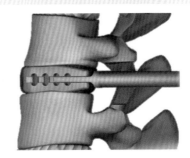

CoRoent® Large Oblique（LO）独特的插入旋转技术

模块的参数和规格

宽度	长度	高度	脊柱前凸角度
10mm	25mm，30mm，35mm，40mm	8mm，10mm，12mm，14mm	5°

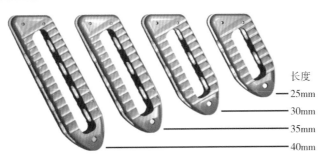

长度
—— 25mm
—— 30mm
—— 35mm
—— 40mm

NuVasive CoRoent® 可用长度范围

手术方式路径

MIS TLIF，MIS LLIF

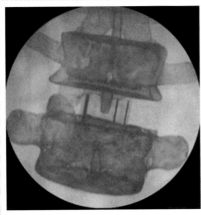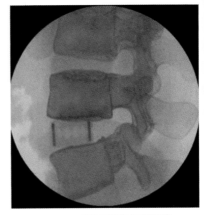

NuVasive CoRoent® Large Oblique（LO）Interbody Cage Device 正位与侧位透视图像

额外辅助固定系统

NuVasive Reline®，Precept®，or Armada® posterior stabilization systems for MIS

RTI Surgical Cross-Fuse® Ⅱ PEEK VBR/IBF System

设计

融合器类型 静态	材质 聚醚醚酮 –OPTIMA® Invibio® 生物材料溶液	设计特点 融合器内提高表面积，增加植骨容积， 解剖结构匹配，齿状结构，以尽量减少移动

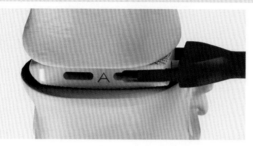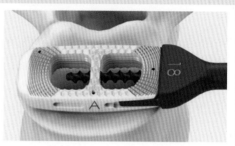

RTI Surgical Cross-Fuse® Ⅱ PEEK VBR/IBF System 置入示意图

模块的参数和规格

宽度 14mm，18mm，22mm，26mm	脊柱前凸角度 6°，12°

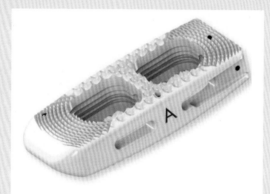

手术方式路径

MIS LLIF

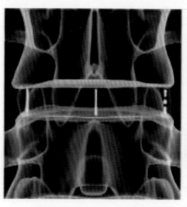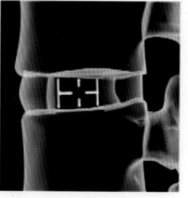

RTI Surgical Cross-Fuse® Ⅱ PEEK VBR/IBF System 正位与侧位透视图像

额外辅助固定系统

RTI Surgical's Streamline® TL or Streamline® MIS Spinal Fixation Systems

11.3 静态金属椎间融合器

K2 M CASCADIA™ Lateral

设计		
融合器类型	材质	设计特点
静态	钛	钛技术促进植骨融合

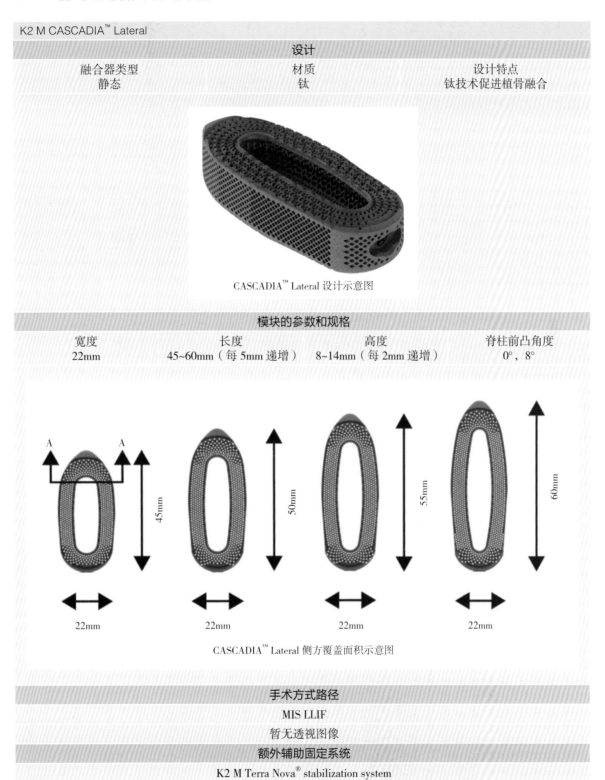

CASCADIA™ Lateral 设计示意图

模块的参数和规格			
宽度	长度	高度	脊柱前凸角度
22mm	45~60mm（每 5mm 递增）	8~14mm（每 2mm 递增）	0°，8°

CASCADIA™ Lateral 侧方覆盖面积示意图

手术方式路径
MIS LLIF
暂无透视图像
额外辅助固定系统
K2 M Terra Nova® stabilization system

11.4 静态混合材料椎间融合器

DePuy Synthes COUGAR® LS Lateral Cage System

设计		
融合器类型 静态	材质 聚醚醚酮（PEEK） 碳纤维增强聚合物（CFRP）	设计特点 聚醚醚酮/CFRP 碳纤维增强聚合物增强融合器强度

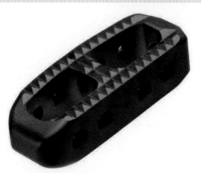

COUGAR® LS Lateral Cage System 示意图

宽度 15mm，18mm，21mm	长度 30~60mm（每 5mm 递增）	高度 6~16mm（每 2mm 递增）	脊柱前凸角度 0°，7.5°

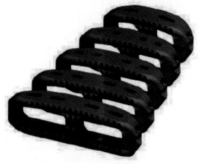

COUGAR® LS Lateral Cage System 有多种不同的型号以适应解剖变异

手术方式路径
MIS LLIF

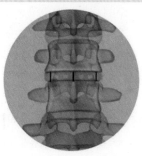

COUGAR® LS Lateral Cage System 的正位与侧位透视图像

额外辅助固定系统
DePuy Synthes supplemental fixation systems for MIS

Globus Medical TransContinental® TI plasma spray（TPS）

设计

融合器类型	材质	设计特点
静态	聚醚醚酮（PEEK）及苯乙烯类	大尺寸单腔促进大融合量

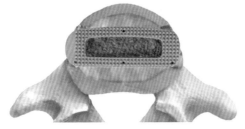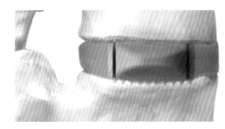

TransContinental® 的设计利于插入（图示为 PEEK 模型）

模块的参数和规格

宽度	长度	高度	脊柱前凸角度
16mm，18mm，22mm，26mm	20~60mm（每 5mm 递增）	5~17mm（每 2mm 递增）	0°，6°，10°

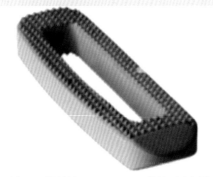

具有 TPS 涂层的 TransContinental® 斜面示意图

手术方式路径

MIS LLIF

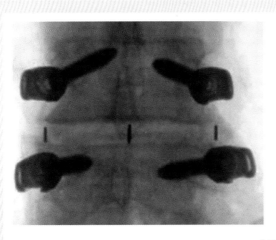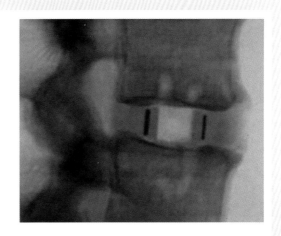

TransContinental® 的正位与侧位透视图像

额外辅助固定系统

Globus Medical REVOLVE® stabilization system for MIS

11.5 可膨胀椎间融合器

Globus Medical CALIBER®–L

设计		
融合器类型 可膨胀	材质 钛和聚醚醚酮	设计特点 冠状锥度选择可定制，专属贴合感

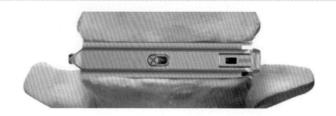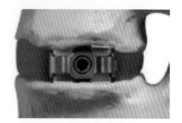

Globus Medical CALIBER®–L 的设计利于展开

模块的参数和规格			
宽度 16mm，18mm，22mm	长度 25~60mm	高度 7~12mm，5mm 扩张	脊柱前凸角度 0°，6°，10°

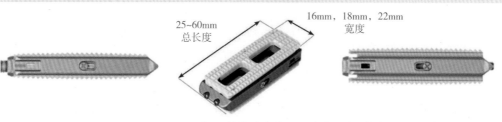

Globus Medical CALIBER®–L 不断扩张有助于通过优化配合抵制位移

手术方式路径

MIS LLIF

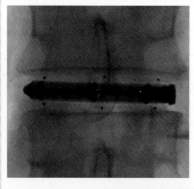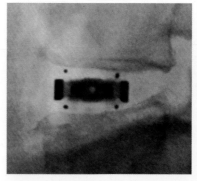

Globus Medical CALIBER®–L 的正位与侧位透视图像

额外辅助固定系统

Globus Medical REVOLVE® stabilization system

Globus Medical RISE®-L

设计

融合器类型	材质	设计特点
可膨胀	钛	原位融合可最大限度地促进融合

融合器插入时的初始状态（左）与扩张之后的状态（右）

模块的参数和规格

宽度	长度	可撑开距离	脊柱前凸角度
18mm，22mm	40~60mm（每5mm递增）	7~17mm	0°，6°，10°

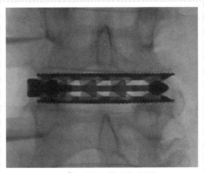

取决于型号，RISE®-L最多可连续扩张7mm

手术方式路径

MIS LLIF

RISE®-L的正位透视图像

额外辅助固定系统

Globus Medical REVOLVE® stabilization system

参考文献

[1] Pawar A, Hughes A, Girardi F, Sama A, Lebl D, Cammisa F. Lateral lumbar interbody fusion. Asian Spine J. 2015; 9(6):978–983.

[2] Kwon B, Kim DH. Lateral lumbar interbody fusion: indications, outcomes, and complications. J Am Acad Orthop Surg. 2016; 24(2):96–105.

第十二章 侧方固定系统

Simon P. Lalehzarian, Benjamin Khechen, Brittany E. Haws, Kaitlyn L. Cardinal, Jordan A. Guntin, Eric H. Lamoutte, Kern Singh

12.1 介绍

椎体钢板是另一种用于脊柱固定的器械。历史上，侧方腰椎间融合术（LLIF）作为单独手术进行[1]。然而，由于在椎体运动中对抗能力有限，独立的椎间融合器表现出可疑的稳定性。因此，额外的内固定装置经常被使用[2-4]。然而，这种情况下的后路固定需要患者重新变换体位，并可能会增加并发症的风险和发病率[1]。侧方钢板可用于微创侧入路，其优点是与椎间融合器采用相同的手术入路[1]，这避免了患者重新变换体位，并减少了额外手术的风险。这些器械通常由带有多个螺钉槽的钛板固定在椎体上。有时，钢板、螺钉组合在椎间融合器上（第十一章外侧椎间融合器）或 VBR 设备（第十三章椎体置换设备）上，手术适应证见表 12.1。

12.2 结果

螺钉 – 钢板结构在减少椎体间融合后的椎体运动方面取得了成功[6]。已证实侧方钢板可增加腰椎屈伸时的刚度[6, 7]。侧方钢板也被注意到大大减少了侧弯和轴向旋转的运动[8]。与双侧椎弓根螺钉（第三章）相比，螺钉 – 钢板结构在固定和减少椎体运动方面表现出相似的疗效。此外，建议使用外侧钢板固定以降低患者的发病率[6, 9]。先前的研究已经证明了更短的手术时间，减少了失血，减少了透视时间[6]。钢板内固定还可避免许多后路内固定相关的并发症，如医源性神经损伤[6]。

表 12.1 椎体钢板手术适应证
适应证
·外侧入路椎间融合
·胸腰段手术
·退变性椎间盘疾病
·腰椎滑脱
·脊柱骨折或脱位

12.3 侧方固定设备系统

Globus Medical InterContinental® LLIF Plate–Spacer System

设计

成分	设计特点
钛和聚醚醚酮（PEEK）	术中组装钢板和垫片以减少对患者解剖的破坏 两枚骨螺钉固定钢板间隔物并压缩移植物腔以促进融合

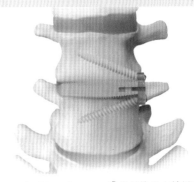

Globus Medical InterContinental® 的最终置入效果示意图

模块的参数和规格

钢板垫片规格				螺钉规格	
宽度	长度	前凸角度	高度	直径	长度
20mm	40~65mm （每 5mm 递增）	0°，6°，20°，25°	0°，6°：8~17mm 20°，25°：11~21mm	5.5mm	30~55mm （每 5mm 递增）

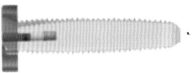 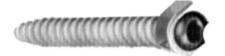

钢板 – 垫片植入物　　　　　　　　　　　　　　自攻螺钉

手术方式路径
MIS LLIF，MIS 椎体次全切

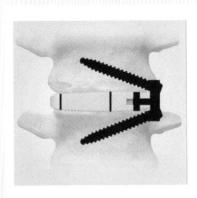 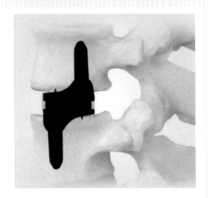

Globus Medical InterContinental® LLIF Plate–Spacer System 的正位与侧位透视图像

辅助内固定系统

Globus Medical TransContinental® M Spacer System，InterContinental® Plate System，Minimal Access Retractor System

Globus Medical PLYMOUTH® Thoracolumbar Plate System

设计	
材质	设计特点
钛	2 和 4 螺钉钢板设计与简单的锁定螺钉，以允许视觉确认

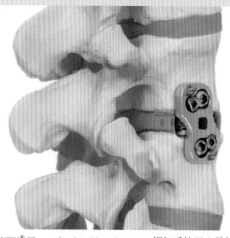

PLYMOUTH® Thoracolumbar Plate System 2 螺钉系统置入最终效果图

模块的参数和规格		
螺钉直径	螺钉长度	钢板长度
5.5mm，6.5mm	22~57mm	15~24mm

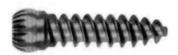

固定角螺钉

2 和 4 螺钉钢板

手术方式路径
MIS LLIF，MIS 椎体次全切
暂无透视图像

辅助内固定系统
Globus Medical TransContinental® M Spacer System，CALIBER®-L Interbody Systems

K2 M CAYMAN® Minimally Invasive Plate System

设计

材质	设计特点
钛	TiFix 锁定技术加强钢板固定，提高稳定性

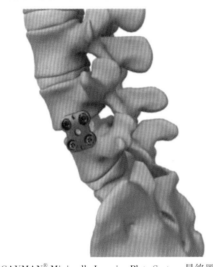

K2 M CAYMAN® Minimally Invasive Plate System 最终置入效果图

模块的参数和规格

螺钉直径	螺钉长度	钢板长度
5mm，5.5mm	24~60mm（每 4mm 递增）	8~18mm（每 2mm 递增）

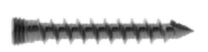

自启动螺钉

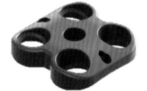

单节段板

手术方式路径

MIS LLIF，MIS 减压

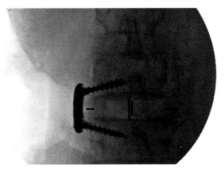
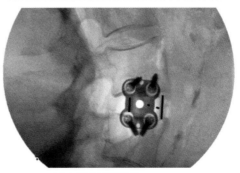

K2 M CAYMAN® Minimally Invasive Plate System 正位与侧位透视图像

辅助内固定系统

K2 M RAVINE® Lateral Access System，ALEUTIAN® Lateral Interbody System

NuVasive SpheRx® II Anterior System

设计	
材质 钛	设计特点 多种固定钉型号和 10mm 长的固定钉设计以适应不同患者

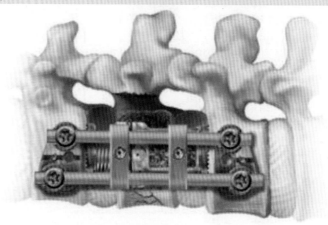

NuVasive SpheRx® II Anterior System 最终置入效果图

模块的参数和规格			
多轴螺钉规格		锁定螺钉规格	
直径	长度	直径	长度
5.5mm，6.5mm，7.5mm	25~50mm（每 5mm 递增）	5.5mm，6.5mm，7.5mm	25~60mm（每 5mm 递增）

手术方式路径
MIS LLIF，MIS 椎体次全切
暂无透视图像

辅助内固定系统
NuVasive MaXcess® Access System，XLIF® Expandable VBR System

NuVasive Traverse® Anterior Plate System

设计	
材质 钛	设计特点 压缩板采用 Spiralock® 单向锁定螺纹，最大限度地减少交叉螺纹 固定板采用倾斜线圈锁定结构

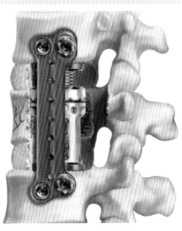

NuVasive Traverse® Anterior Plate System 最终置入效果图

模块的参数和规格			
螺钉直径 5.5mm，6.5mm	螺钉长度 25~65mm（每 5mm 递增）	加压钢板长度 45~80mm（每 5mm 递增）， 85mm，95mm，105mm	锁定钢板型号 15~70mm（每 5mm 递增）， 80mm，90mm

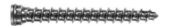
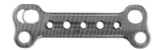
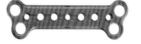

骨螺钉	2 栓，2 螺钉压缩板	4 螺钉固定板

手术方式路径
MIS LLIF 和 MIS 椎体次全切

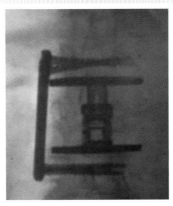

NuVasive Traverse® Anterior Plate System 正位透视图像

辅助内固定系统
MaXcess® Access System，XLIF® Expandable VBR System

RTI Surgical Lat–Fuse® Lateral Plate System

设计	
材质 钛	设计特点 利用扩展球面锁定机制，允许视觉确认

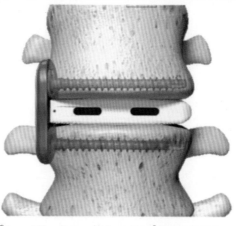

RTI Surgical Lat–Fuse® Lateral Plate System 与 Cross–Fuse® Ⅱ PEEK VBR Device 最终置入效果图

模块的参数和规格		
螺钉直径 5.5mm，6.5mm	螺钉长度 30mm，40~70mm（每5mm递增）	钢板长度 14~28mm（每2mm递增）

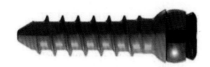

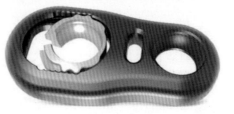

自钻螺钉   Lat-Fuse 横向钢板

手术方式路径
MIS LLIF，MIS 椎体次全切
暂无透视图像

Zimmer Biomet Timberline® MPF Lateral Modular Plate Fixation System

设计

材质	设计特点
钛和聚醚醚酮	1、2、4螺钉板设计，单步锁紧板，防止螺钉回退

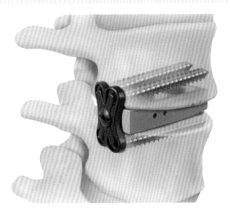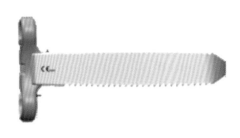

Zimmer Biomet Timberline® MPF Lateral Modular Plate Fixation System 最终置入效果与产品示意图

模块的参数和规格

钢板垫片规格				螺钉规格	
宽度	长度	前凸角	高度	直径	长度
18mm，22mm	45~60mm（每5mm递增）	0°，8°	8~14mm（每2mm递增）	5.5mm，6mm	30~60mm（每5mm递增）

手术方式路径

MIS LLIF，MIS 椎体次全切

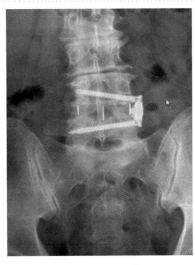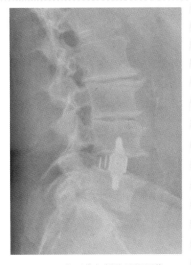

Zimmer Biomet Timberline® MPF Lateral Modular Plate Fixation System 的正位与侧位透视图像

辅助内固定系统

Zimmer Biomet Supplemental Fixation

参考文献

[1] Tzermiadianos MN, Mekhail A, Voronov LI, et al. Enhancing the stability of anterior lumbar interbody fusion: a biomechanical comparison of anterior plate versus posterior transpedicular instrumentation. Spine. 2008; 33(2):E38–E43.

[2] Nibu K, Panjabi MM, Oxland T, Cholewicki J. Multidirectional stabilizing potential of BAK interbody spinal fusion system for anterior surgery. J Spinal Disord. 1997; 10(4):357–362.

[3] Oxland TR, Hoffer Z, Nydegger T, Rathonyi GC, Nolte LP. A comparative biomechanical investigation of anterior lumbar interbody cages: central and bilateral approaches. J Bone Joint Surg Am. 2000; 82(3):383–393.

[4] Heth JA, Hitchon PW, Goel VK, Rogge TN, Drake JS, Torner JC. A biomechanical comparison between anterior and transverse interbody fusion cages. Spine. 2001; 26(12):E261–E267.

[5] Cain CM, Schleicher P, Gerlach R, Pflugmacher R, Scholz M, Kandziora F. A new stand-alone anterior lumbar interbody fusion device: biomechanical comparison with established fixation techniques. Spine. 2005; 30(23):2631–2636.

[6] Fogel GR, Parikh RD, Ryu SI, Turner AW. Biomechanics of lateral lumbar interbody fusion constructs with lateral and posterior plate fixation: laboratory investigation. J Neurosurg Spine. 2014; 20(3):291–297.

[7] Fogel GR, Turner AW, Dooley ZA, Cornwall GB. Biomechanical stability of lateral interbody implants and supplemental fixation in a cadaveric degenerative spondylolisthesis model. Spine. 2014; 39(19):E1138–E1146.

[8] Cappuccino A, Cornwall GB, Turner AW, et al. Biomechanical analysis and review of lateral lumbar fusion constructs. Spine. 2010; 35(26) Suppl:S361–S367.

[9] Youssef JA, McAfee PC, Patty CA, et al. Minimally invasive surgery: lateral approach interbody fusion: results and review. Spine. 2010; 35(26) Suppl:S302–S311.

第十三章 椎体置换装置

Simon P. Lalehzarian, Benjamin Khechen, Brittany E. Haws, Kaitlyn L. Cardinal, Jordan A. Guntin, Eric H. Lamoutte, Kern Singh

13.1 简介

椎体切除术用于治疗继发于一系列病理的椎体压缩性骨折（VCF）（表 13.1）[1-5]。三皮质髂骨嵴和腓骨支柱等骨移植物（图 13.1）以前被认为是填补椎体切除术后空出空间的金标准治疗方法[6-8]。尽管骨移植方案已被证明具有临床疗效，但由于与术后并发症（如供区疼痛、免疫排斥反应和假性关节病风险）相关，其使用率有所下降[11-13]，目前已经开发了几种椎体置换（VBR）装置，目的是减少与植骨相关的并发症[9-11, 14, 15]。微创腰椎椎体切除术的手术入路与侧腰椎椎间融合相似。为降低术后神经根功能障碍的风险，应注意在腰大肌前建立手术入路。由于腰大肌上水平的突出度降低，涉及腰大肌上水平的手术提供了更大的手术入路。相比之下，涉及下腰椎水平的手术在将牵开器定位到腰大肌前方时难度更大。因此，在下腰椎手术时应更加小心，以尽量降低术后神经根功能障碍的风险[16]。

13.1.1 椎体置换装置分类

融合器的选择取决于几个因素，如骨质量、脊柱位置和手术水平的数量[15]。为了优化椎体终板和 VBR 装置之间的接口，融合器必须具有足够大小的切迹[17]。

表 13.1 椎体置换标准

适应证	禁忌证
·脊柱肿瘤	·颈椎手术
·脊柱畸形	·骨质疏松（≥3 级）
·脊柱感染	·脊椎滑脱（>2 级）
·退行性腰椎病	·全身感染
·胸腰椎爆裂性骨折	

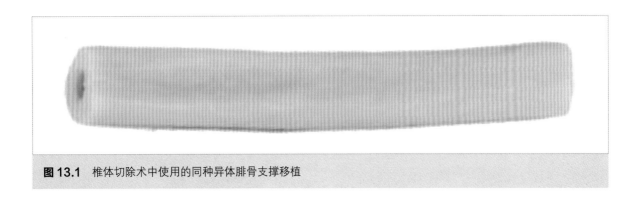

图 13.1 椎体切除术中使用的同种异体腓骨支撑移植

此外，一个有效的 VBR 装置应能恢复前柱的生理负荷，并恢复椎体高度和脊柱前凸[18]。对于椎体切除术后需要占用的区域对于植骨来说太大的情况，VBR 融合器则成为首选的治疗方法[14, 15]。

椎体置换融合器设计

最早引进的 VBR 融合器是固定金属结构[19]。最早引进的设计之一是网状融合器（图 13.2），当骨移植不够的时候，它提供了一个选择[8]。网状融合器的中空结构为松质骨移植的放置提供了额外的区域，以增强关节融合[8, 14, 20]。融合器长度、直径和形状的变化（圆柱形、轮廓形，块状）提供更好的重建生理椎体尺寸的能力，并匹配准备好的椎体终板的矢状对齐[21]。然而，网状 VBR 融合器在随访期间也报告了有失败、前凸退化和下沉的情况[20]。可扩张 VBR 融合器（图 13.3）的目的是提高融合器的可操作性，并将融合器在骨切除区的骨融合难度降至最低[22]。尤其是在多节段椎体切除术中，可扩张融合器可以通过较小的手术窗口进行置入，且操作简单，使手术有微创的选择[13]。

椎体置换融合器材料

金属和碳纤维是 VBR 融合器中最常用的两种材料。钛是最常用的金属，聚醚醚酮（PEEK）是碳纤维结构中最常用的材料。两种成分在促进关节融合术和恢复椎体高度方面都取得了较好的结果[23-26]。然而，与 PEEK 融合器相比，钛融合器表现出更高的稳定性和更少的微动[27]。相比之下，可透射线 PEEK 融合器可以改善关节融合的分析，并且已经证明对金属过敏患者有用 PEEK 还提供了与正常患者生理学相当的刚度和弹性（图 13.4）[24, 28-31]，这被认为可以提高关节融合率[29]。

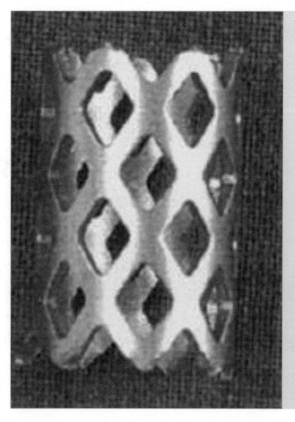

图 13.2 先前使用的钛网椎体置换（VBR）融合器

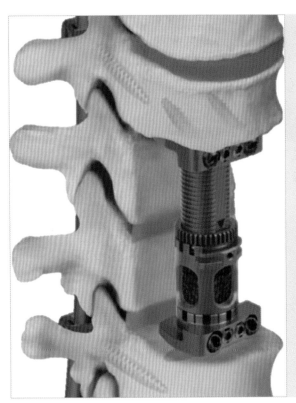

图 13.3 所示为插入时可扩张钛椎体置换（VBR）融合器

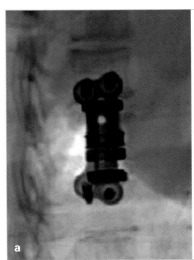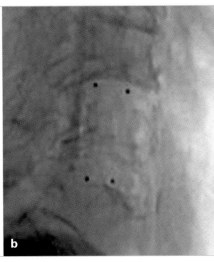

图 13.4 （a）不透射线钛和（b）可透射线 PEEK 可扩张 VBR 融合器的侧面透视图

关于钛和聚醚醚酮融合器之间的融合率，存在着不同的证据 [25, 28, 31]。因此，有必要进行进一步的研究，以确定材料成分之间结果的差异。

13.1.2 疗效和结果

通过 VBR 的发展，与以往的外科治疗相比，椎体切除术具有许多优点。据报道，椎体切除术可防止单纯骨水泥入路中常见的长期椎体高度校正丢失 [32-35]。Eck 等评估了 66 例椎体切除术后接受非扩张性 VBR 融合器的患者的并发症和长期结果 [23]。在 2 年的随访中，前凸矫正的平均损失小于 1°，同时没有融合器失败或沉降的情况。Ender 等对 15 例接受可扩张钛网融合器增强治疗的骨质疏松性胸腰椎骨折患者进行了研究 [36]。术后 12 个月，患者的疼痛和残疾都有显著改善。此外，术后椎体高度矫正的程度在 12 个月的随访中维持良好，没有发生椎体移位或骨水泥相关并发症。在另一项研究中，Noriega 等在 32 例 VCF 患者中使用了可扩张钛融合器 [26]。在 1 年的随访中，患者在疼痛、麻醉品消耗、残疾和生活质量指标方面有显著改善。尽管 VBR 装置与先前使用的治疗方法相比已显示出改善的效果，但融合器沉降仍然是一个问题 [37, 38]。在一项比较可扩张和非可扩张融合器疗效的研究中，Lau 等证明，与固定型融合器相比，可扩张融合器与更高的沉降率独立相关 [37]。此外，作者报告了与可扩张融合器相关的更大程度的沉降。为了有效地确定椎体切除术的理想融合器，需要进行更多的前瞻性研究，比较 VBR 装置的长期疗效。

13.2 固定型 PEEK VBR 装置

Alphatec Spine Novel® CP Spinal Spacer System

设计		
类型	材质	设计特点
静态	聚醚醚酮	齿状端板和较大的骨移植窗口提高稳定性并促进骨融合

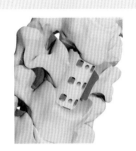 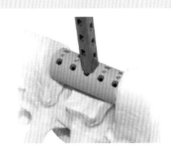

Alphatec Spine Novel® CP 椎间融合系统置入过程

模块的参数和规格		
截面尺寸	可选长度	脊柱前凸角度
小型，中型	10~50mm（每1mm递增）	5°

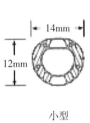 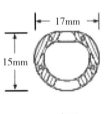 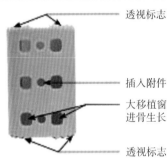

14mm

12mm

小型

17mm

15mm

中型

透视标志

插入附件

大移植窗口，以最大限度促进骨生长

透视标志

Alphatec Spine Novel® CP 椎间融合系统截面尺寸（左）和规格（右）

手术方式路径
MIS 椎体次全切

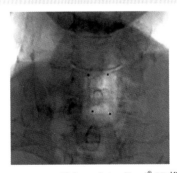 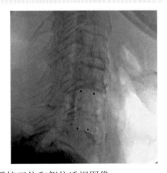

Alphatec Spine Novel® CP 椎间融合系统正位和侧位透视图像

辅助内固定系统
Alphatec Spine Zodiac® Polyaxial Spinal Fixation System

Globus Medical FORTIFY® I–R Static Corpectomy Spacer System

设计		
类型 静态	材质 聚醚醚酮	设计特点 高度稳定和防塌陷的自动锁定系统

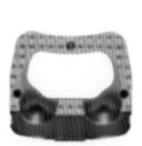 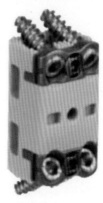

12mm × 14mm

Globus Medical FORTIFY® I–R 固定型椎体切除融合系统截面尺寸（左）及外形（右）

模块的参数和规格		
截面尺寸 12mm × 14mm	长度 15~33mm（每 2mm 递增）	脊柱前凸角度 0°，3.5°，7°

手术方式路径
MIS 椎体次全切
暂无透视图像

辅助内固定系统
Globus Medical CREO MIS™ Spinal Fixation System

K2 M SANTORINI® Large Corpectomy Cage System Solid Implant

设计

类型	材质	设计特点
静态	聚醚醚酮	高度范围适应较小的解剖结构

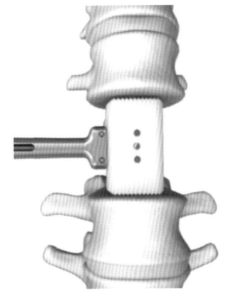

K2M SANTORINI® 大型椎体切除融合系统固体置入装置置入过程示意图

模块的参数和规格

截面尺寸	可用长度	脊柱前凸角度
16mm×20mm	22~34mm	0°

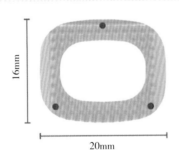 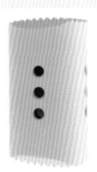

K2M SANTORINI® 大型椎体切除融合系统固体置入装置截面尺寸（左）及融合器外观（右）

手术方式路径

MIS 椎体次全切

暂无透视图像

辅助内固定系统

K2 M EVEREST® Posterior Fixation System，K2 M CAYMAN® Lateral Plate Fixation System

RTI Surgical MaxFuse® PEEK VBR System

设计

类型 静态	材质 聚醚醚酮 –OPTIMA® 及 Invibio® 生物材料溶液	设计特点 侧路开窗和抗迁移齿可以改善骨融合和稳定性

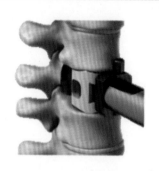 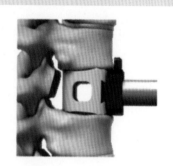

RTI Surgical MaxFuse® PEEK 椎间融合系统置入过程

模块的参数和规格

截面尺寸 10mm × 12mm，12mm × 14mm，14.5mm × 17mm	长度 12~46mm（每 2mm 递增）， 47~65mm（每 3mm 递增）	脊柱前凸角度 8°，12°，16°

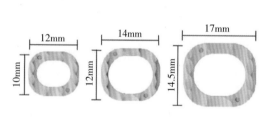 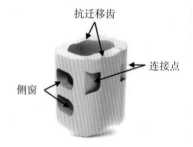

RTI Surgical MaxFuse® PEEK 椎间融合系统截面尺寸（左）和规格（右）

手术方式路径

MIS 椎体次全切

暂无透视图像

辅助内固定系统

RTI Surgical's Streamline® TL or Streamline® MIS Spinal Fixation System

13.3　可扩张碳纤维 VBR 装置

K2 M CAPRI® Small 3D Static Corpectomy Cage System

设计		
类型	材质	设计特点
静态	钛	从终板到终板的孔道促进骨长入

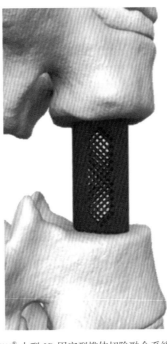

K2M CAPRI® 小型 3D 固定型椎体切除融合系统置入过程

模块的参数和规格		
截面尺寸	可用长度	脊柱前凸角度
12mm×14mm，13mm×16mm	12~50mm	7°

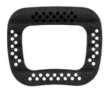

12mm×14mm

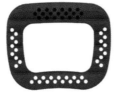

13mm×16mm

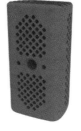

K2M CAPRI® 小型 3D 固定型椎体切除融合系统截面上视图（左、中）和矢状图（右）

手术方式路径
MIS 椎体次全切
暂无透视图像

辅助内固定系统
K2 M Everest® Posterior Fixation System，K2 M CAYMAN® Lateral Plate Fixation System

NuVasive X–CORE® 2 Static VBR

设计		
类型 静态	材质 钛	规格 直径：16mm。长度：12mm，14mm 直径：18mm，22mm。长度：16mm，18mm

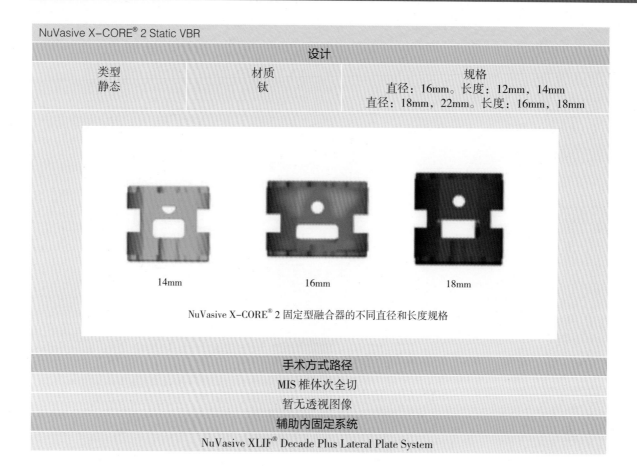

| 14mm | 16mm | 18mm |

NuVasive X–CORE® 2 固定型融合器的不同直径和长度规格

手术方式路径
MIS 椎体次全切
暂无透视图像
辅助内固定系统
NuVasive XLIF® Decade Plus Lateral Plate System

13.4 可扩张碳纤维 VBR 装置

DePuy Synthes Spine XRL® Vertebral Body Replacement Device

设计		
类型 可扩张	材质 聚醚醚酮	设计特点 八角形中心体允许各种方法选择自锁扩张器

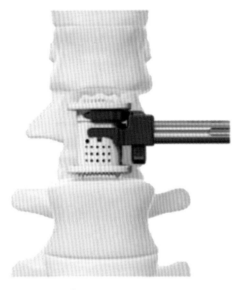

DePuy Synthes Spine XRL® 椎体置换器置入过程中使用扩张器

模块的参数和规格			
直径	截面尺寸	长度	脊柱前凸角度
21mm	21mm×24mm，26mm×30mm 周长 21mm	32~142mm 22~36mm	−10°，−5°，0°，5°，10°，15°
27mm	28mm×33mm，30mm×40mm 周长 27mm	33~145mm 23~37mm	0°，5°，10°，15°，20°

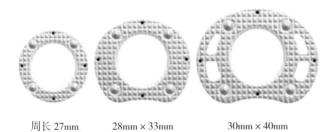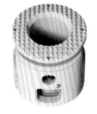

| 周长 27mm | 28mm×33mm | 30mm×40mm | 27mm |

DePuy Synthes Spine XRL® 椎体置换器大号模块（左）和大号组合（右）

手术方式路径
MIS 椎体次全切
暂无透视图像

辅助内固定系统
DePuy Synthes USS System including MATRIX Pedicle® Screw System，PANGEA® Pedicle Screw System， and TSLP Locking Plate System

Globus Medical FORTIFY® I-R Expandable Corpectomy Spacer System		
设计		
类型 可扩张	材质 聚醚醚酮	设计特点 高度稳定和防塌陷的自动锁定系统
模块的参数和规格			
直径	截面尺寸	长度	脊柱前凸角度
14mm	14mm × 14mm，14mm × 16mm	25~97mm	0°，3.5°，7°

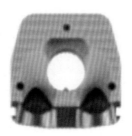 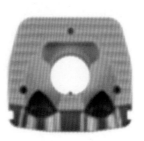 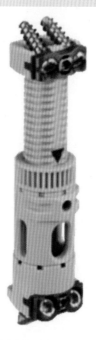

14mm × 14mm   14mm × 16mm

Globus Medical FORTIFY® I-R 可扩张椎体切除融合系统截面尺寸（左）及扩张图（右）

手术方式路径
MIS 椎体次全切
暂无透视图像
辅助内固定系统
Globus Medical Lateral Fixation Systems

K2 M SANTORINI® Large Corpectomy Cage System Expandable Implant

设计

类型	材质	设计特点
可扩张	聚醚醚酮	锁夹设计可将可扩张融合器固定在所需高度

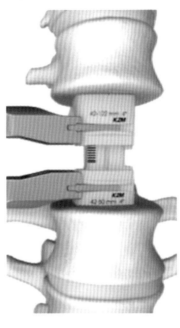

K2M EVEREST® 后路固定系统，K2M CAYMAN® 侧路固定系统置入过程

模块的参数和规格

截面尺寸	长度	脊柱前凸角度
16mm × 20mm	36~58mm	0°，4°，8°，12°，16°
21mm × 25mm	42~98mm	0°，4°，8°，12°，16°

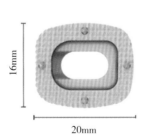

K2M CAYMAN® 侧路固定系统截面尺寸

手术方式路径

MIS 椎体次全切

暂无透视图像

辅助内固定系统

K2 M EVEREST® Posterior Fixation System，K2 M CAYMAN® Lateral Plate Fixation System

13.5 可扩张金属 VBR 装置

Globus Medical FORTIFY® I Corpectomy Spacer System

设计		
类型 可扩张	材质 钛	设计特点 高度稳定和防倒塌的自动锁定系统

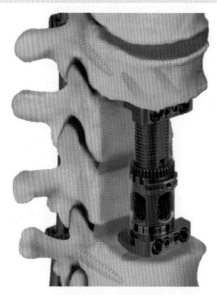

Globus Medical FORTIFY® I 椎体切除融合系统置入后

模块的参数和规格			
直径	截面尺寸	长度	脊柱前凸角度
12mm	12mm×14mm，14mm×16mm	23~97mm	0°，3.5°，7°
20mm	21mm×23mm，25mm×30mm	32~132mm	0°，4°，8°，12°，16°
	22mm×40mm，22mm×45mm，22mm×50mm	30~129mm	0°，4°，8°，12°

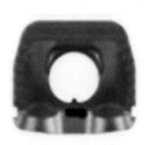
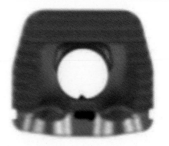

12mm×14mm　　　　　　　14mm×16mm

Globus Medical FORTIFY® I 椎体切除融合系统截面尺寸

手术方式路径
MIS 椎体次全切
暂无透视图像

辅助内固定系统
Globus Medical Lateral Fixation System

K2 M CAPRI® Corpectomy Cage System

设计

类型	材质	设计特点
可扩张	钛和钴铬	允许原位高度扩张和端板角度

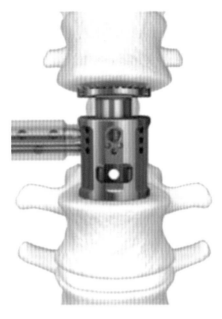

K2M CAPRI® 椎体切除融合系统置入扩张过程

模块的参数和规格

截面尺寸	长度	可调端板角度	脊柱前凸角度
17mm×22mm，21mm×25mm	23~74mm	−20°~20°	0°
24mm×30mm，28mm×36mm	30~122mm	−20°~20°	0°，10°，20°

   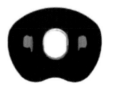 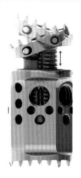

17mm×22mm	21mm×25mm	24mm×30mm	28mm×36mm

K2M CAPRI® 椎体切除融合系统截面尺寸（左）和可调角度（右）

手术方式路径

MIS 椎体次全切

暂无透视图像

辅助内固定系统

K2 M EVEREST® Posterior Fixation System，K2 M CAYMAN® Lateral Plate Fixation System

NuVasive X-CORE® Expandable VBR

设计		
类型 可扩张	材质 钛	设计特点 可扩张、成角度的端盖增强了融合器的稳定性

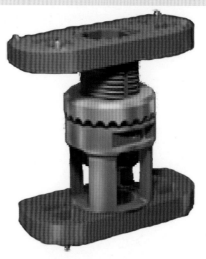

XLIF 手术中的 NuVasive X-CORE® 可扩张 VBR

模块的参数和规格			
核心直径	截面尺寸	长度	脊柱前凸角度
18mm	周长 22mm，26mm， 18mm × 30mm，18mm × 40mm，18mm × 50mm	20~75mm	−4°，0°，4°，8°
22mm	周长 30mm， 22mm × 40mm，22mm × 50mm，22mm × 60mm	20~75mm	0°，4°，8°，12°

手术方式路径

MIS Corpectomy

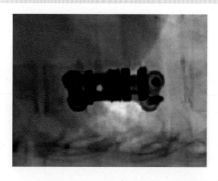 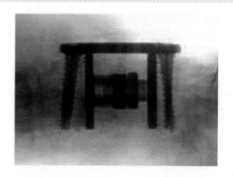

NuVasive X-CORE® 可扩张 VBR 置入后的正侧位透视片（使用 Traverse® 前路钢板系统）

辅助内固定系统

NuVasive MaXcess® Access System，Traverse® Anterior Plate System，SpheRx® II Anterior Dual Rod System

NuVasive X-CORE® 2 Expandable VBR

设计

类型	材质	设计特点
可扩张	钛	可扩张、成角度的端盖增强了植入物的稳定性

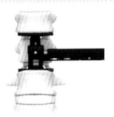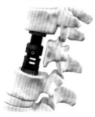

NuVasive X-CORE® 2 可扩张 VBR 置入扩张（左）及固定完成（右）

模块的参数和规格

核心直径	截面尺寸	长度	脊柱前凸角度
16mm	周长 16mm，18mm， 16mm×30mm，16mm×40mm	16~75mm	-4°，0°，4°
18mm	周长 18mm，22mm， 26mm，18mm×30mm，18mm×40mm， 18mm×50mm，22mm×30mm，22mm×40mm， 22mm×50mm，22mm×60mm	20~121mm	-4°，0°，4°，8° 0°，4°，8°，12°
22mm	周长 22mm，26mm，30mm， 22mm×40mm，22mm×50mm，22mm×60mm	20~121mm	0°，4°，8°，12°

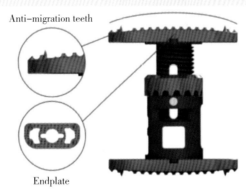

Anti-migration teeth

Endplate

NuVasive X-CORE® 2 可扩张 18mm 融合器设计特点

手术方式路径

MIS 椎体次全切

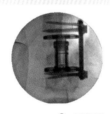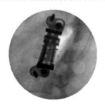

NuVasive X-CORE® 2 可扩张 VBR 置入后的正位和侧位透视图像

辅助内固定系统

NuVasive XLIF Decade Plus Plate System

参考文献

[1] Cotler HB, Cotler JM, Stoloff A, et al. The use of autografts for vertebral body replacement of the thoracic and lumbar spine. Spine. 1985; 10(8):748–756.

[2] Finkelstein JA, Chapman JR, Mirza S. Anterior cortical allograft in thoracolumbar fractures. J Spinal Disord. 1999; 12(5):424–429.

[3] Hussein AA, El-Karef E, Hafez M. Reconstructive surgery in spinal tumours. Eur J Surg Oncol. 2001; 27(2):196–199.

[4] Streitz W, Brown JC, Bonnett CA. Anterior fibular strut grafting in the treatment of kyphosis. Clin Orthop Relat Res. 1977(128):140–148.

[5] Theologis AA, Tabaraee E, Toogood P, et al. Anterior corpectomy via the mini-open, extreme lateral, transpsoas approach combined with short-segment posterior fixation for single-level traumatic lumbar burst fractures: analysis of health-related quality of life outcomes and patient satisfaction. J Neurosurg Spine. 2016; 24(1):60–68.

[6] Kurz LT, Garfin SR, Booth RE, Jr. Harvesting autogenous iliac bone grafts. A review of complications and techniques. Spine. 1989; 14(12):1324–1331.

[7] Sacks S. Anterior interbody fusion of the lumbar spine. Indications and results in 200 cases. Clin Orthop Relat Res. 1966; 44(44):163–170.

[8] Karaeminogullari O, Tezer M, Ozturk C, Bilen FE, Talu U, Hamzaoglu A. Radiological analysis of titanium mesh cages used after corpectomy in the thoracic and lumbar spine: minimum 3 years' follow-up. Acta Orthop Belg. 2005; 71(6):726–731.

[9] An HS, Lynch K, Toth J. Prospective comparison of autograft vs. allograft for adult posterolateral lumbar spine fusion: differences among freeze-dried, frozen, and mixed grafts. J Spinal Disord. 1995; 8(2):131–135.

[10] Nemzek JA, Arnoczky SP, Swenson CL. Retroviral transmission in bone allotransplantation. The effects of tissue processing. Clin Orthop Relat Res. 1996(324):275–282.

[11] Sandhu HS, Boden SD. Biologic enhancement of spinal fusion. Orthop Clin North Am. 1998; 29(4):621–631.

[12] Lin PM. Posterior lumbar interbody fusion technique: complications and pitfalls. Clin Orthop Relat Res. 1985(193):90–102.

[13] Pflugmacher R, Schleicher P, Schaefer J, et al. Biomechanical comparison of expandable cages for vertebral body replacement in the thoracolumbar spine. Spine. 2004; 29(13):1413–1419.

[14] Robertson PA, Rawlinson HJ, Hadlow AT. Radiologic stability of titanium mesh cages for anterior spinal reconstruction following thoracolumbar corpectomy. J Spinal Disord Tech. 2004; 17(1):44–52.

[15] Vaccaro AR, Cirello J. The use of allograft bone and cages in fractures of the cervical, thoracic, and lumbar spine. Clin Orthop Relat Res. 2002; 394(394):19–26.

[16] Singh K, Vaccaro AR. Pocket Atlas of Spine Surgery. New York, NY: Thieme; 2012.

[17] Steffen T, Tsantrizos A, Fruth I, Aebi M. Cages: designs and concepts. Eur Spine J. 2000; 9 Suppl 1:S89–S94.

[18] Tsantrizos A, Andreou A, Aebi M, Steffen T. Biomechanical stability of five stand-alone anterior lumbar interbody fusion constructs. Eur Spine J. 2000; 9(1):14–22.

[19] Bagby GW. Arthrodesis by the distraction-compression method using a stainless steel implant. Orthopedics. 1988; 11(6):931–934.

[20] Zahra B, Jodoin A, Maurais G, Parent S, Mac-Thiong JM. Treatment of thoracolumbar burst fractures by means of anterior fusion and cage. J Spinal Disord Tech. 2012; 25(1):30–37.

[21] Dvorak MF, Kwon BK, Fisher CG, Eiserloh HL, III, Boyd M, Wing PC. Effectiveness of titanium mesh cylindrical cages in anterior column reconstruction after thoracic and lumbar vertebral body resection. Spine. 2003; 28(9):902–908.

[22] Kandziora F, Pflugmacher R, Schaefer J, et al. Biomechanical comparison of expandable cages for vertebral body replacement in the cervical spine. J Neurosurg. 2003; 99(1) Suppl:91–97.

[23] Eck KR, Bridwell KH, Ungacta FF, Lapp MA, Lenke LG, Riew KD. Analysis of titanium mesh cages in adults with minimum two-year follow-up. Spine. 2000; 25(18):2407–2415.

[24] Ferguson SJ, Visser JM, Polikeit A. The long-term mechanical integrity of non-reinforced PEEK-OPTIMA polymer

for demanding spinal applications: experimental and finite-element analysis. Eur Spine J. 2006; 15(2):149–156.

[25] Nemoto O, Asazuma T, Yato Y, Imabayashi H, Yasuoka H, Fujikawa A. Comparison of fusion rates following transforaminal lumbar interbody fusion using polyetheretherketone cages or titanium cages with transpedicular instrumentation. Eur Spine J. 2014; 23(10):2150–2155.

[26] Noriega D, Krüger A, Ardura F, et al. Clinical outcome after the use of a new craniocaudal expandable implant for vertebral compression fracture treatment: one year results from a prospective multicentric study. BioMed Res Int. 2015; 2015:927813.

[27] Weiner BK, Fraser RD. Spine update lumbar interbody cages. Spine. 1998; 23(5):634–640.

[28] Tanida S, Fujibayashi S, Otsuki B, et al. Vertebral endplate cyst as a predictor of nonunion after lumbar interbody fusion: comparison of titanium and polyetheretherketone cages. Spine. 2016; 41(20):E1216–E1222.

[29] Vadapalli S, Sairyo K, Goel VK, et al. Biomechanical rationale for using polyetheretherketone (PEEK) spacers for lumbar interbody fusion: a finite element study. Spine. 2006; 31(26):E992–E998.

[30] Toth JM, Wang M, Estes BT, Scifert JL, Seim HB, III, Turner AS. Polyetheretherketone as a biomaterial for spinal applications. Biomaterials. 2006; 27(3):324–334.

[31] Cabraja M, Oezdemir S, Koeppen D, Kroppenstedt S. Anterior cervical discectomy and fusion: comparison of titanium and polyetheretherketone cages. BMC Musculoskelet Disord. 2012; 13:172.

[32] Heini PF, Teuscher R. Vertebral body stenting / stentoplasty. Swiss Med Wkly. 2012; 142:w13658.

[33] Feltes C, Fountas KN, Machinis T, et al. Immediate and early postoperative pain relief after kyphoplasty without significant restoration of vertebral body height in acute osteoporotic vertebral fractures. Neurosurg Focus. 2005; 18(3):e5.

[34] Ishiguro S, Kasai Y, Sudo A, Iida K, Uchida A. Percutaneous vertebroplasty for osteoporotic compression fractures using calcium phosphate cement. J Orthop Surg (Hong Kong). 2010; 18(3):346–351.

[35] Rotter R, Martin H, Fuerderer S, et al. Vertebral body stenting: a new method for vertebral augmentation versus kyphoplasty. Eur Spine J. 2010; 19(6):916–923.

[36] Ender SA, Eschler A, Ender M, Merk HR, Kayser R. Fracture care using percutaneously applied titanium mesh cages (OsseoFix®) for unstable osteoporotic thoracolumbar burst fractures is able to reduce cementassociated complications–results after 12 months. J Orthop Surg Res. 2015; 10:175.

[37] Lau D, Song Y, Guan Z, La Marca F, Park P. Radiological outcomes of static vs expandable titanium cages after corpectomy: a retrospective cohort analysis of subsidence. Neurosurgery. 2013; 72(4):529–539, discussion 528–529.

[38] Chen Y, Chen D, Guo Y, et al. Subsidence of titanium mesh cage: a study based on 300 cases. J Spinal Disord Tech. 2008; 21(7):489–492.

第三部分
其他

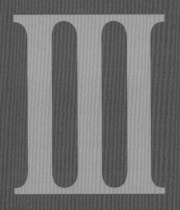

第十四章　水泥强化系统

Kaitlyn L. Cardinal, Benjamin Khechen, Brittany E. Haws, Jordan A. Guntin, Sravisht Iyer, Kern Singh

14.1 介绍

椎体压缩性骨折（VCF）可由骨质疏松症、脊柱创伤或椎体转移瘤的相关并发症引起（图 14.1）[1, 2]。骨质疏松性椎体压缩性骨折是最常见的，每年的发病人数估计为 140 万 [3]。椎体压缩性骨折与严重的病态相关，包括功能限制，严重的疼痛和后凸畸形 [4, 5]。虽然非手术治疗仍然是一线治疗，但对于疼痛无法控制或畸形进展的情况，仍需要手术矫正 [2]。椎体压缩性骨折的微创入路包括使用骨水泥强化的椎体经皮椎体成形术或后凸成形术。椎体骨水泥增强术的益处与改善疼痛控制有关，并可以帮助矫正成角畸形。

14.1.1 组成

椎体成形术和后凸成形术均在双平面透视下进行。在这两种手术中，空心套管针与插入的脊柱针一起经椎弓根入路进入椎体 [6]。根据受压畸形的位置和医生的喜好，套管针可以单侧或双侧插入。这些套管针可以容纳辅助设备，包括为检测肿瘤而用于获取标本的活检针和为球囊插入创造空间而用于取出骨头的钻头。

在后凸成形术中，矫形球囊通过套管针插入椎体。椎体内这些球囊在压力下膨胀，有助于为

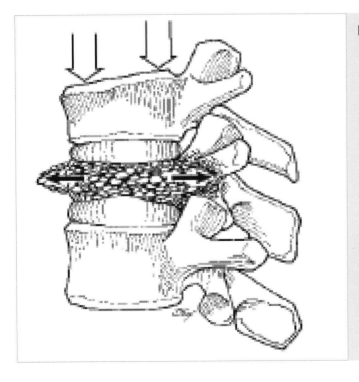

图 14.1　外力相关的椎体压缩性骨折的描述

骨水泥置入创造一个潜在的空间[7]。球囊膨胀可以通过射线透视来监测。在椎体成形术中，通过套管针注入加压的骨水泥而不使用球囊扩张器。Shen 等对使用椎体扩张器和球囊的后凸成形术治疗骨质疏松性胸腰椎压缩性骨折的疗效进行比较[8]。作者报道术后前凸的改变在扩张器后凸成形术组明显大于球囊后凸成形术组（–9.51°比 –7.78°，P < 0.001）。这些结果表明椎体扩张器后凸成形术可以更好地矫正前凸角；然而，还需要更多的前瞻性研究来得出长期临床疗效的结论。

在椎体成形和后凸成形术中，骨水泥通过套管针注入椎体。水泥填充椎体内潜在的空隙，并在凝固后提供机械支持。骨水泥通常由聚甲基丙烯酸甲酯（PMMA）和硫酸钡混合而成。PMMA 是一种水泥聚合物，由于其生物相容性和快速硬化的能力，广泛应用于骨科[9]。注射前，PMMA 骨水泥与造影剂，如硫酸钡混合，这样就可以通过透视监测其进入椎体的过程（图 14.2）[7]。

14.1.2 结果

已有许多一级研究和 Meta 分析用于分析不同 VCF 治疗方式的术后结果差异[10-12]。Klazen 等进行了一项前瞻性随机对照试验（RCT），对 202 例视觉模拟疼痛评分（VAS）大于 5 级的急性 VCF 患者进行经皮椎体成形术或保守治疗[12]。作者证实，与保守治疗组相比，接受骨水泥强化治疗的患者在治疗后 1 个月和 1 年疼痛得到更明显缓解。此外值得注意的是，从成本的角度来看，当使用了 3 万欧元（1 欧元 ≈ 7.20 人民币）/ 质量调整寿命年（QALY）的截止值时，水泥强化术是一种经济有效的方式。Farrokhi 等对 82 名接受经皮椎体成形术或保守治疗的急性骨质疏松性 VCF 患者进行了类似的前瞻性 RCT 研究[11]。接受经皮椎体成形术的患者不仅在术后 6 个月疼痛方面有明显改善，而且在治疗后 36 个月的 Oswestry 残疾指数（ODI）方面也有很大改善。此外，在以后的椎体骨折发生率方面骨水泥强化组低于保守组（2.2% 比 13.3%）。通过 Meta 分析，Zhao 等比较了椎体成形术、后凸成形术和保守治疗的有效性和安全性[13]。作者报道，接受椎体成形术的患者疼痛得到了最大限度地缓解。然而，后凸成形术在改善日常功能和生活质量方面是最有效的。研究还表明，接受后凸成形术的患者新发骨折的发生率最低。

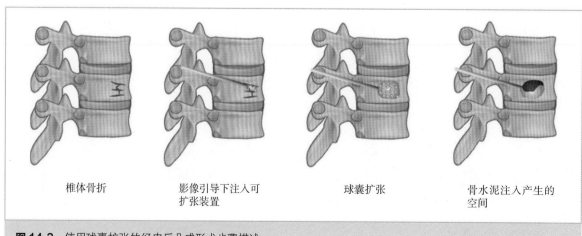

椎体骨折　　　　影像引导下注入可　　　　球囊扩张　　　　骨水泥注入产生的
　　　　　　　　扩张装置　　　　　　　　　　　　　　　空间

图 14.2 使用球囊扩张的经皮后凸成形术步骤描述

14.1.3 并发症

虽然经皮骨水泥强化术在改善临床结果方面的应用存有可喜的数据，但该技术并非没有并发症。最显著的并发症是骨水泥渗出椎体，依据使用的检测方法，报告发生率为 5.0%~76.83%[14-19]。虽然水泥渗漏的发生率很高，但大多数病例是无症状的，不需要进一步治疗。虽然有症状的病例很罕见，但它们可能有明显的症状，必须谨慎处理[20]。症状性渗漏的后遗症包括肺栓塞、静脉栓塞导致心力衰竭、椎管狭窄引起的神经功能障碍以及相邻节段椎体骨折[14-16, 21-24]。与后凸成形术相比，椎体成形术与外溢相关的并发症发生率较高，因为在骨水泥置入过程中骨内压力较高[14, 17, 24]。目前的趋势和最近文献关注的研究领域是使用单侧入路经皮骨水泥强化术。已发表的比较单侧和双侧入路手术的研究支持单侧入路的应用，在明显的围手术期的优势方面显示了相似的临床和影像学结果[25-28]。例如，Yan 等对 316 例单侧或双侧经皮球囊后凸成形术治疗的单节段骨质疏松性椎体压缩性骨折的患者进行了前瞻性研究[25]。在围手术期因素方面，与双侧入路相比，单侧入路水泥释放体积更小，手术时间更短，辐射剂量更小。在临床上，两组患者在术后至少 24 个月的最终随访中，在疼痛和生活质量指标方面都表现出类似的改善。在影像学上，两组在椎体高度上有相似的改善，而单侧组比双侧组有更大的后凸角减少。在手术室费用、器械费用和外科医生费用方面，两组的总费用也相似。虽然这些研究表明单侧骨水泥强化术可能优于双侧骨水泥强化术，但仍需进一步研究才能得出明确的结论。

14.2 经皮骨水泥强化系统

Benvenue Medical Kiva® Vertebral Compression Fracture Treatment System

设计
特点
由 PEEK-OPTIMA® 制成的柔性植入物作为机械支撑结构的植入物设计，以容纳和引导骨水泥的流动

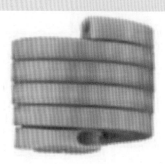

Kiva® Vertebral Compression Fracture Treatment System 具有用于水泥输送的连续环状结构（共 5 圈）

模块的参数和规格		
穿骨针 钻石形套管针 斜面套管针	植入物 20mm × 15mm	部署处理 可以选择左侧或右侧进入

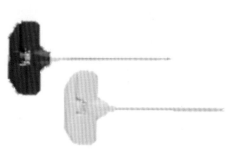

钻石形套管针（蓝色）
斜面套管针（白色）

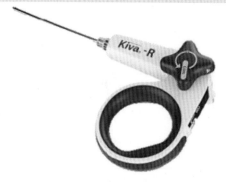

Kiva® 输送手柄含有线圈及植入物

手术方式路径
经皮椎体压缩性骨折

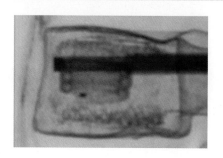

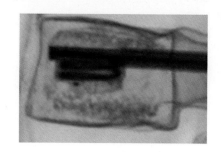

Benvenue Medical Kiva® 线圈置入（左）和骨水泥注入（右）的侧位透视图像

DePuy Synthes SYNFLATE™ Vertebral Balloon

设计

特点
插入装置上的轴向标记允许适当推进套管和椎体，充气系统要充满液体造影剂

钻石形尖端

斜形尖端

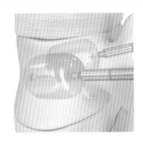

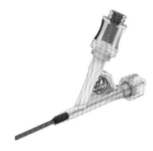

可获得的不同进入套管针　　　　球囊注入椎体　　　　注入装置的下部允许坚硬金属丝插入

模块的参数和规格

类型	小	中	大
长度	10~18.1mm	15mm	20mm
最大长度	18.1mm	23.3mm	28.9mm
直径	16.3mm	16.3mm	16.3mm
最大容积	4.0mL	5.0mL	6.0mL
最大膨胀压力	30atm（440psi）	30atm（440psi）	30atm（440psi）

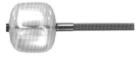
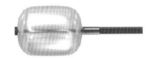
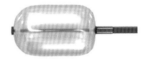

小号　　　　　　　　　　　中号　　　　　　　　　　　大号

手术方式路径

经皮椎体后凸成形术

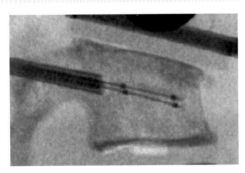
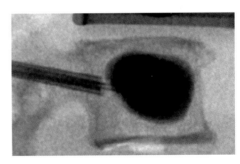

DePuy Synthes Synflate 球囊注入的侧位透视图像

DePuy Synthes Vertebral Body Balloon（VBB）

设计
特点
球囊与净化的脊柱聚甲基丙烯酸甲酯骨水泥结合使用

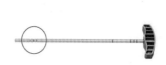 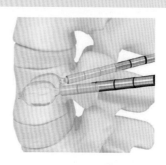 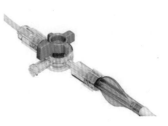

| 根据球囊的大小，注入装置在接近远端处有 3 个凹槽 | 球囊被注入椎体 | 三通装置允许选择不同的膨胀方法 |

模块的参数和规格			
类型	小	中	大
膨胀前长度	22mm	27mm	31mm
最大直径	15mm	17mm	17mm
最大容积	4.0mL	4.5mL	5.0mL
最大膨胀压力	30atm	30atm	30atm

手术方式路径
经皮椎体后凸成形术
暂无透视图像

DePuy Synthes VERTECEM® Bone Cement

设计

骨水泥混合套装 I / II 10% 羟基磷灰石 在透视下增强可见性	侧孔针 选择钢丝或套管针进入 斜面和菱形针	注射器 宽的，组合的翼和加强的注射器活塞

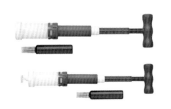 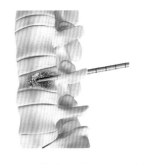 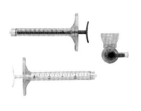

混合后的注射套装	骨水泥注入过程	注射器提供杠杆作用，硬度以及触觉的反馈

模块的参数和规格

规格	直径	空腔空间	针头	额外的进入
8	4.2mm	1.5mL	钻石形	导针，套管针
10	3.4mm	0.7mL	钻石形	导针，套管针
10	3.4mm	0.7mL	斜形	套管针
12	2.7mm	0.4mL	钻石形	套管针
12	2.7mm	0.4mL	斜形	套管针

手术方式路径

椎体成形术

暂无透视图像

Globus Medical AFFIRM® Curved Vertebral Compression Fracture System

设计

特点

完全可调的扩展刮刀很容易切开骨头，产生专门的空腔

菱形针、斜面针和套管针可用于各种器械

聚甲基丙烯酸甲酯（PMMA）加 28% 硫酸钡 20g 或 40g

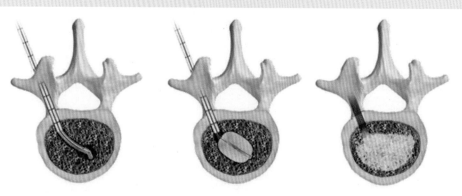

可控的骨捣棒产生空腔，置入球囊，促进中央骨水泥填充

模块的参数和规格

弧形通道的建立 钻石形针尖 恢复样品不改变结构	弧形骨捣棒 球囊参数	
大小	10	15
最大膨胀容积	4mL	5mL
最大膨胀直径	16mm	16mm
最大膨胀长度	20mm	28mm

手术方式路径

经皮椎体后凸成形术

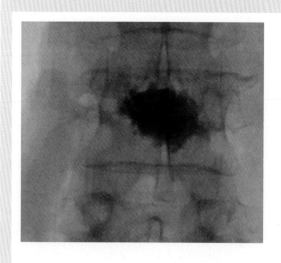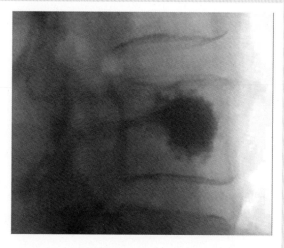

Globus Medical AFFIRM® 弧形骨水泥置入的正位和侧位透视图像

Globus Medical SHIELD® Vertebral Compression Fracture System

设计

特点
骨水泥直接进入椎体中央 / 前部，作为脊柱后部结构的物理屏障

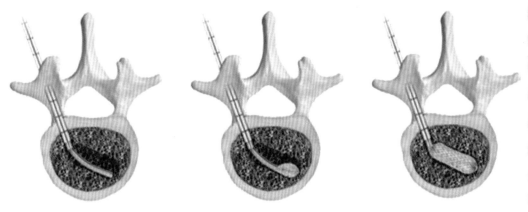

弧形空腔的产生路径，通过椎体的中线到达对侧

模块的参数和规格

弧形通道的建立
菱形尖端的针在不改变结构的情况下恢复样品

包壳置入
15~25mm（每 5mm 递增）

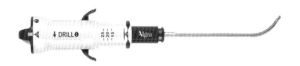

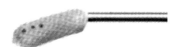

C3 弧形空腔产生器作用是钻头和空腔建立装置

置入产生一种优化的骨水泥柱

手术方式路径

椎体成形术

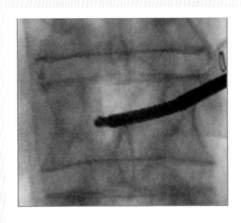

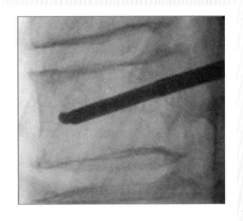

Globus Medical SHIELD® C3 空腔产生装置和置入的正位和侧位透视图像

参考文献

[1] Wang H, Sribastav SS, Ye F, et al. Comparison of percutaneous vertebroplasty and balloon kyphoplasty for the treatment of single level vertebral compression fractures: a meta-analysis of the literature. Pain Physician. 2015; 18(3):209–222.

[2] Huang Z, Wan S, Ning L, Han S. Is unilateral kyphoplasty as effective and safe as bilateral kyphoplasties for osteoporotic vertebral compression fractures? A meta-analysis. Clin Orthop Relat Res. 2014; 472(9):2833–2842.

[3] Johnell O, Kanis JA. An estimate of the worldwide prevalence and disability associated with osteoporotic fractures. Osteoporos Int. 2006; 17(12):1726–1733.

[4] Schlaich C, Minne HW, Bruckner T, et al. Reduced pulmonary function in patients with spinal osteoporotic fractures. Osteoporos Int. 1998; 8(3):261–267.

[5] Ensrud KE, Thompson DE, Cauley JA, et al. Fracture Intervention Trial Research Group. Prevalent vertebral deformities predict mortality and hospitalization in older women with low bone mass. J Am Geriatr Soc. 2000; 48(3):241–249.

[6] Truumees E, Hilibrand A, VamLaro AR. Percutaneous vertebral augmentation. Spine J. 2004; 4(2):218–229.

[7] Yimin Y, Zhiwei R, Wei M, Jha R. Current status of percutaneous vertebroplasty and percutaneous kyphoplasty: a review. Med Sci Monit. 2013; 19:826–836.

[8] Shen GW, Wu NQ, Zhang N, Jin ZS, Xu J, Yin GY. A prospective comparative study of kyphoplasty using the Jack vertebral dilator and balloon kyphoplasty for the treatment of osteoporotic vertebral compression fractures. J Bone Joint Surg Br. 2010; 92(9):1282–1288.

[9] Deb S. A review of improvements in acrylic bone cements. J Biomater Appl. 1999; 14(1):16–47.

[10] Yuan WH, Hsu HC, Lai KL. Vertebroplasty and balloon kyphoplasty versus conservative treatment for osteoporotic vertebral compression fractures: a meta-analysis. Medicine (Baltimore). 2016; 95(31):e4491.

[11] Farrokhi MR, Alibai E, Maghami Z. Randomized controlled trial of percutaneous vertebroplasty versus optimal medical management for the relief of pain and disability in acute osteoporotic vertebral compression fractures. J Neurosurg Spine. 2011; 14(5):561–569.

[12] Klazen CA, Lohle PN, de Vries J, et al. Vertebroplasty versus conservative treatment in acute osteoporotic vertebral compression fractures (Vertos II): an open-label randomised trial. Lancet. 2010; 376(9746):1085–1092.

[13] Zhao S, Xu CY, Zhu AR, et al. Comparison of the efficacy and safety of 3 treatments for patients with osteoporotic vertebral compression fractures: a network meta-analysis. Medicine (Baltimore). 2017; 96(26): e7328.

[14] Yaltirik K, Ashour AM, Reis CR, Özdoğan S, Atalay B. Vertebral augmentation by kyphoplasty and vertebroplasty: 8 years experience outcomes and complications. J Craniovertebr Junction Spine. 2016; 7(3):153–160.

[15] Tomé-Bermejo F, Piñera AR, Duran-Álvarez C, et al. Identification of risk factors for the omLurrence of cement leakage during percutaneous vertebroplasty for painful osteoporotic or malignant vertebral fracture. Spine. 2014; 39(11):E693–E700.

[16] Lin D, Hao J, Li L, et al. Effect of bone cement volume fraction on adjacent vertebral fractures after unilateral percutaneous kyphoplasty. Clin Spine Surg. 2017; 30(3):E270–E275.

[17] Chen C, Li D, Wang Z, Li T, Liu X, Zhong J. Safety and efficacy studies of vertebroplasty, kyphoplasty, and mesh-container-plasty for the treatment of vertebral compression fractures: preliminary report. PLoS One. 2016; 11(3):e0151492.

[18] Chang X, Lv YF, Chen B, et al. Vertebroplasty versus kyphoplasty in osteoporotic vertebral compression fracture: a meta-analysis of prospective comparative studies. Int Orthop. 2015; 39(3):491–500.

[19] Hulme PA, Krebs J, Ferguson SJ, Berlemann U. Vertebroplasty and kyphoplasty: a systematic review of 69 clinical studies. Spine. 2006; 31(17):1983–2001.

[20] Heini PF, Wälchli B, Berlemann U. Percutaneous transpedicular vertebroplasty with PMMA: operative technique and early results. A prospective study for the treatment of osteoporotic compression fractures. Eur Spine J. 2000; 9(5):445–450.

[21] Santiago FR, Abela AP, Alvarez LG, Osuna RM, García MdelM. Pain and functional outcome after vertebroplasty and kyphoplasty. A comparative study. Eur J Radiol. 2010; 75(2):e108–e113.

[22] Ma XL, Xing D, Ma JX, Xu WG, Wang J, Chen Y. Balloon kyphoplasty versus percutaneous vertebroplasty in treating osteoporotic vertebral compression fracture: grading the evidence through a systematic review and meta-analysis. Eur Spine J. 2012; 21(9):1844–1859.

[23] Frankel BM, Monroe T,Wang C. Percutaneous vertebral augmentation: an elevation in adjacent-level fracture risk in kyphoplasty as compared with vertebroplasty. Spine J. 2007; 7(5):575–582.

[24] Xing D, Ma JX, Ma XL, et al. A meta-analysis of balloon kyphoplasty compared to percutaneous vertebroplasty for treating osteoporotic vertebral compression fractures. J Clin Neurosci. 2013; 20(6):795–803.

[25] Yan L, Jiang R, He B, Liu T, Hao D. A comparison between unilateral transverse process-pedicle and bilateral puncture techniques in percutaneous kyphoplasty. Spine. 2014; 39(26 Spec No.):B19–B26.

[26] Yan L, He B, Guo H, Liu T, Hao D. The prospective self-controlled study of unilateral transverse process-pedicle and bilateral puncture techniques in percutaneous kyphoplasty. Osteoporos Int. 2016; 27(5):1849–1855.

[27] Rebolledo BJ, Gladnick BP, Unnanuntana A, Nguyen JT, Kepler CK, Lane JM. Comparison of unipedicular and bipedicular balloon kyphoplasty for the treatment of osteoporotic vertebral compression fractures: a prospective randomised study. Bone Joint J. 2013; 95-B(3):401–406.

[28] Chen L, Yang H, Tang T. Unilateral versus bilateral balloon kyphoplasty for multilevel osteoporotic vertebral compression fractures: a prospective study. Spine. 2011; 36(7):534–540.

第十五章 生物材料

Kaitlyn L. Cardinal, Benjamin Khechen, Brittany E. Haws, Jordan A. Guntin, Sravisht Iyer, Kern Singh

15.1 介绍

坚实的融合对于实现脊柱长期的稳定性至关重要[1, 2]。开放的手术方式可以充分暴露手术视野，并可以在脊柱后方提供更大的植骨空间。然而当微创手术入路需要进行椎体间融合时，手术医生通常通过生物材料来达到这个目的[3]。生物材料通过骨诱导、骨传导、骨形成或者三者结合的方式促进椎体间融合[4-6]。骨诱导材料通过刺激多能干细胞分化为成骨细胞促进椎体间融合。而骨传导材料提供新骨生长的生长床促进椎体间融合。骨形成材料则是通过已有的成骨细胞促进椎体间融合。

15.1.1 生物材料分类

在大多数的微创手术中，是将生物材料放入融合器后直接置入椎间隙。手术入路包括前方、侧方、后方入路，生物材料放入融合器中后促进融合。生物活性材料有多种，可以分为两大类：骨移植物：自体或异体骨；骨移植衍生物：骨基质 DBM、骨陶瓷、间充质干细胞、重组人骨形成蛋白（rhBMP）。

在过去一段时间里，自体骨是测试其他生物材料有效性的金标准[3, 6, 7]，自体骨包括松质骨和皮质骨。微创手术中自体骨的来源包括：自体髂骨、术中磨钻磨出的骨屑，以及术野的骨质（切除的关节突和椎板）。自体骨是值得肯定的，它被认为是骨诱导、骨传导和骨形成的唯一选择。

相比之下，同种异体骨具有骨传导作用，以及一些弱的骨诱导作用[6]。因此，同种异体骨通常与自体骨或其他骨诱导剂结合使用（例如 rhBMP）。同种异体骨的优势包括可以置入充足的移植骨，不存在发生取髂骨之后供体部位的并发症[11, 12]。皮质骨除了提供骨传导外还提供了良好的机械支持，因此，同种异体骨可以不需要融合器直接置入椎间隙，这种方式多用在颈椎融合手术中[13, 14]。

植骨衍生物的作用机制及效果各不相同，植骨衍生物主要包括 DBM、骨陶瓷、rhBMP。DBM 是通过化学方法去除尸体人骨中的骨矿物质后获得[6]，这个过程不仅保留了可以提供骨生长的骨传导支架，还保留了骨诱导的骨形成蛋白（例如 BMP）。骨陶瓷是提供骨生长所需的骨引导支架的钙基质替代品[6, 15, 16]。这些材料通常是羟基磷灰石（HA）和磷酸三钙的混合物（TCP），在骨形成过程中逐渐进行骨重塑[17]。

rhBMP 是脊柱融合过程中常用的生物材料[7]。BMP 是 β 转化生长因子（TGF-β）的一种，可以通过促进间充质干细胞分化成成骨和软骨形成细胞，同时能够通过诱导血管生成、激活碱性磷酸酶而诱导骨形成[17]。rhBMP 作为促进椎体间融合的生物材料在脊柱前方、侧方、后方微创手术中应用广泛。

15.1.2 结果

很多学者研究了生物材料在开放脊柱手术中的应用，但在微创手术中的研究较少。自体骨在不同的微创手术入路中应用不同，通常应用在腰椎后路及颈椎前路手术中。Kasliwal 和 Deutsch 研究了 40 例应用自体骨置入融合器行 MIS TLIF 手术的患者的融合效果[9]。术后 1 年在 92% 的随访患者中融合率达到 70%[9]。Parajón 的一篇 Meta 分析中报道了应用自体骨行 MIS TLIF 手术患者的融合率达到 91.8%[3]。这些报道中，自体骨均是来自于后方椎板减压获得的自体骨。Lopez 报道了应用自体髂骨行 MIS TLIF 手术[8]，这种方式的早期融合率结果不错，但缺乏长期的随访。

在脊柱微创手术中同种异体骨及骨移植衍生物的应用也很广泛，为确定 MIS TLIF 的最佳植骨材料，Parajón 等对 40 篇文献纳入 1553 例患者进行了 Meta 分析[3]。结果表明，无论何种材料，MISTLIF 都有很高的融合率（91.8%~99%），但当使用 rhBMP 时，融合率通常会增加（96.6% 比 92.5%）。融合率最低的是没有使用 rhBMP 的自体骨或骨移植衍生物进行融合（91.8%）。使用了 rhBMP 的病例融合率可达到 93.1%，使用自体骨的同时使用 rhBMP 及骨移植衍生物的病例融合率可达 99.1%。

但我们同时也要注意，这些 Meta 分析的结果可能受手术的异质性、随访时间以及融合的评估的影响。最后[3]，这些作者也无法确定融合在 MISTLIF 患者中的临床意义。作为首先被批准应用于腰椎前路手术，生物材料在腰椎前路手术中的应用更为广泛[7]。普遍的共识是在前路手术中，应用 rhBMP 有不低于甚至高于应用自体骨的融合率[19, 20]。Galimberti 等分析了 16 项针对研究 rhBMP 度融合率影响的文章。他们对不同手术入路进行了分析（ALIF、PLIF/TLIF、PLF）。在 ALIF 手术中，4 篇文章中的 3 篇报道了 rhBMP 可以提高融合率[20]。但是在 PLIF/TLIF 手术中，没有显示 rhBMP 可以提高融合率。

15.1.3 并发症

rhBMP 的应用存在着一些重要的，临床相关的并发症，包括颈椎椎前软组织肿胀、局部组织肿胀、局部炎症、囊肿形成、骨溶解、植入物沉降、融合器移位、异位骨化[21-28]。异位骨化是 TLIF 和 PLIF 手术中应用 BMP 常见的并发症，异位骨化是在 PLIF 和 TLIF 手术中使用 BMP 时需要考虑的一个重要因素[29]。虽然这种异位骨化大多数是不会导致临床症状[29]，但也可能导致严重的椎间孔狭窄而需要再次手术[28]。Singh 等回顾性研究了 610 例应用 BMP 行 MIS TLIF 患者，由于 BMP 并发症导致的再手术率为 1.7%（10/610），包括椎间孔狭窄、椎体骨溶解以及融合器移位。2810 例患者均存在椎间孔狭窄导致的神经症状，2 例患者合并椎体骨溶解剂融合器移位。Singh 等还回顾了有关应用 BMP 在不同部位不同术式中应用的并发症的差异（颈前路 0.6%~20.1%，颈后路 3.5%~14.6%，ALIF 2%~7.3%，PLIF/TLIF 1.5%~21.8%，PLF 1.4%~8.2%）。在他们的研究中认为，应用 BMP 会增加融合器移位的风险[30, 31]，但是这种风险是与应用 BMP 的剂量相关的。在他们的分析中，作者发现使用 rhBMP 后唯一增加的并发症是逆行性射精[30, 31]。然而，值得注意的是，rhBMP 的剂量因机构和外科医生的不同而有很大差异，与 BMP 相关的并发症可能与剂量有关[18]。

15.2 骨水泥

Alphatec Spine Bone X Trudable™ Moldable Synthetic Bone Graft

特点	
材质 60% 羟基磷灰石和 40% β 磷酸三钙	设计 微孔和双相的，以促进细胞吸收 可用容积：1mL，2mL，5mL

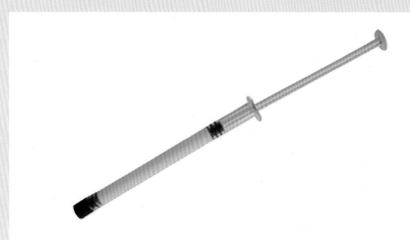

Alphatec Spine Bone X Trudable™ Moldable Synthetic Bone Graft 预装在注射器中

Alphatec Spine Neocore™ Osteoconductive Matrix

特点	
材质 β 磷酸三钙和 I 型胶原蛋白 尺寸 5cm³，25mm × 50mm × 4mm 12cm³，20mm × 100mm × 6mm 20cm³，25mm × 100mm × 8mm	设计 不透射线、生物合成支架 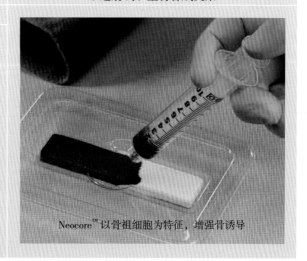 Neocore™ 以骨祖细胞为特征，增强骨诱导

Alphatec Spine 3D ProFuse™ Bioscaffold

骨移植物

材质	设计
脱钙骨基质	真空包装促进同质细胞分布的水合作用

块状
9mm × 8mm × 12mm
13mm × 11mm × 11mm
20mm × 6mm × 16mm
22mm × 8mm × 17mm
25mm × 6mm × 16mm
9mm × 9mm × 9mm

条状
25mm × 3mm × 16mm
50mm × 20mm × 3mm
50mm × 20mm × 7mm

片状
$1cm^3$
$5cm^3$
$10cm^3$

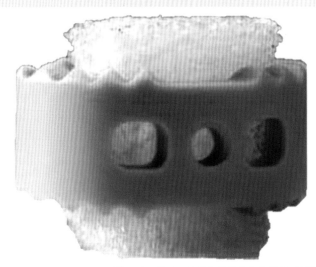

Alphatec Spine 3D ProFuse™ 通过一种可以促进有效的负载传递的可压缩矩阵来增强融合

DePuy Synthes chronOS® Bone Void Filler：Block

Bone Void Filler 特点

材质	多孔性质	设计
β 磷酸三钙	大孔隙有利于血管重建，小孔隙增加了表面积	不透射线

尺寸
12.5mm × 12.5mm × 10mm
20mm × 20mm × 10mm

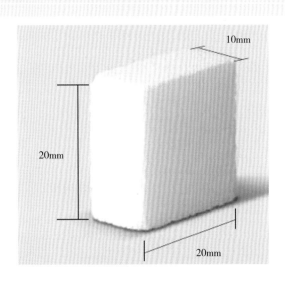

chronOS® Bone Void Filler 的结构设计利于骨长入的同时，也不失去稳定性

DePuy Synthes chronOS® Bone Void Filler：Granules

特点		
材质 β 磷酸三钙	多孔性质 大孔隙有利于血管重建，小孔隙增加了表面积	设计 不透射线

颗粒选择	
中号 1.4~2.8mm　5.0cm^3，10.0cm^3，20.0cm^3	大号 2.8~5.6mm　5.0cm^3，10.0cm^3，20.0cm^3

DePuy Synthes chronOS® Bone Void Filler：Wedge

材料参数		
材质 β 磷酸三钙	孔隙率 多孔性质：大孔隙有利于血管重建， 小孔隙增加了表面积	设计 不透射线

可选规格		
	三角形	半圆形
长度	6.5mm，8mm，10mm，12mm	7mm，10mm，13mm
宽度	25mm	25mm
高度	20mm	35mm
倾斜角度	10°，14°，18°，22°	7°，10°，13°

K2 M VENADO® Bone Graft System

材料参数		
材质 Ⅰ型胶原蛋白与碳酸磷酸钙颗粒		设计 陶瓷、不透射线

规格		
条状 6.25cm × 2cm × 0.8cm 1 条：10cm^3	泥状 5cm^3，10cm^3	片状 12.5cm × 2cm × 0.4cm 1 片：10cm^3

增强细胞迁移和附着能力

K2 M VENADO® Foam Strips Bone Graft System

材料参数	
材质	设计
60% 羟基磷灰石和 40% β 磷酸三钙	可吸收、不透射线纤维胶原蛋白

可选规格	
颗粒尺寸	

颗粒尺寸
50mm × 10mm × 2mm，1 条，1cm³
50mm × 10mm × 5mm，2 条，2cm³
50mm × 10mm × 2mm，2 条，2cm³
100mm × 25mm × 4mm，1 条，10cm³

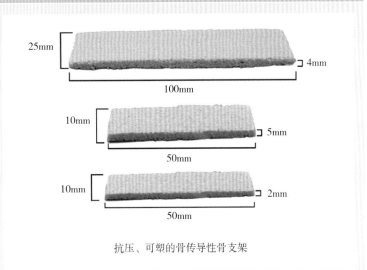

抗压、可塑的骨传导性骨支架

K2 M VENADO® Granules Bone Graft System

材料参数	
材质	设计
成分：60% 羟基磷灰石和 40% β 磷酸三钙	陶瓷、不透射线

可选规格	
颗粒尺寸	

颗粒尺寸

0.5~1mm，1cm³
0.5~1mm，2.5cm³
1~3mm，5cm³
1~3mm，10cm³
1~6mm，15cm³
1~6mm，30cm³

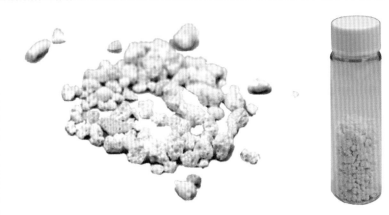

100% 合成和可生物降解的颗粒状骨移植物

K2 M VESUVIUS® Demineralized Fibers Osteobiologic System

材料参数	
灭菌过程可去除99%以上的骨髓和血液成分	脱钙过程中剩余的钙水平为1%~4%

特点
材质 脱钙皮质纤维及矿化松质骨，不含填充物
尺寸 2cm³，5cm³，15cm³，30cm³

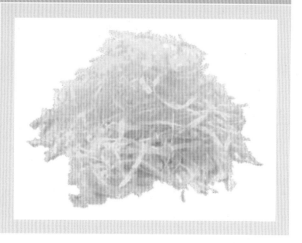

K2 M VESUVIUS® Demineralized Sponge Osteobiologic System

材料参数	
灭菌过程可去除99%以上的骨髓和血液成分	脱钙过程中剩余的钙水平为1%~4%

可选规格		
条状 10mm×20mm×8mm 15mm×20mm×6mm 200mm×25mm×6mm	块状 8mm×8mm×8mm 10mm×10mm×10mm 12mm×12mm×12mm 14mm×14mm×14mm	片状 2.5cm³ 5cm³ 10cm³ （1~8mm）

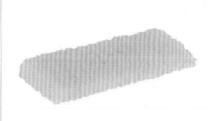

可选的松质骨组织条状（左）、块状（中）和颗粒状（右）

NuVasive Attrax® Putty

材料参数	
90% β 磷酸三钙和 < 10% 羟基磷灰石	生物纹理表面结构允许三维骨再生，氧化烷基共聚物载体增强可塑性

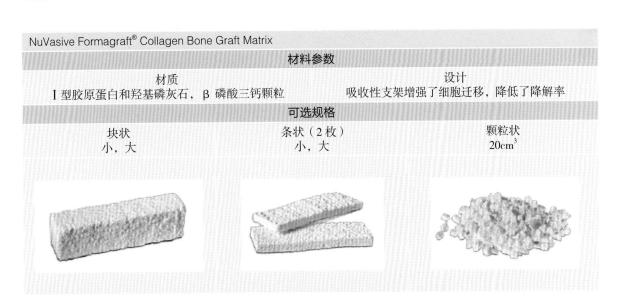

柱状

8mm × 20mm
1cm³

柱状（2枚）

8mm × 20mm
2cm³

块状（2枚）

25mm × 9mm × 13.5mm
6cm³

条状（2枚）

50mm × 12.5mm × 4mm
5cm³

条状（2枚）

20mm × 12.5mm × 8mm
10cm³

NuVasive Formagraft® Collagen Bone Graft Matrix

材料参数	
材质	设计
Ⅰ型胶原蛋白和羟基磷灰石，β 磷酸三钙颗粒	吸收性支架增强了细胞迁移，降低了降解率

可选规格		
块状	条状（2枚）	颗粒状
小，大	小，大	20cm³

NuVasive Osteocel® Pro Allograft Cellular Bone Matrix

材料参数	
材质 脱钙松质骨	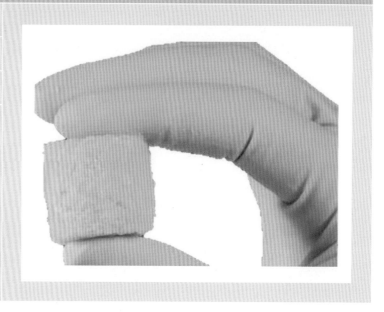
设计 黏附性、可塑性	
尺寸 小、中、大	
传输系统 每最多可置入 10cm³	

SeaSpine Compressible Bone Matrix

材料参数	
材质 脱钙松质骨	设计 海绵状结构有利于内部细胞生长，同时具有可压缩性
尺寸 20mm × 15mm × 5mm 20mm × 15mm × 7mm 25mm × 20mm × 7mm 50mm × 20mm × 5mm 10mm × 10mm × 10mm 12mm × 12mm × 12mm 16mm × 16mm × 16mm	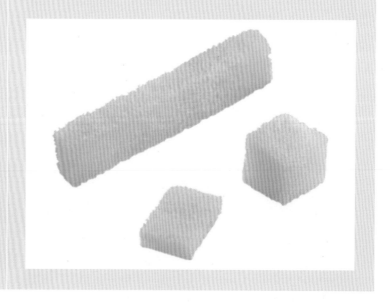

Zimmer Biomet CopiOs® Bone Void Filler

材料参数	
材质	设计
磷酸钙，双碱性、纯化的Ⅰ型牛胶原蛋白	93%多孔状三维胶原纤维，孔间互通，产生中度酸性环境，有利于生长因子的溶解

可选规格	
海绵状	糊状
1cm × 2cm × 0.5cm，1cm³ 2cm × 5cm × 0.5cm，5cm³ 2cm × 5cm × 0.2cm，10cm³（2U） 	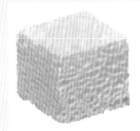1cm³ 5cm³ 10cm³

Zimmer Biomet Indux™ Cancellous Sponge and Cortical Strip

松质骨快

材质 脱钙松质骨 可选尺寸 14mm × 14mm × 14mm 50mm × 20mm × 5mm 50mm × 25mm × 8mm 30mm × 20mm × 5mm	设计 骨小梁结构利于细胞浸润和成骨

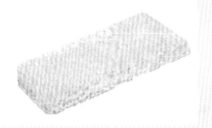

皮质骨条

材质 表面处理过的皮质骨 可选尺寸 15mm × 11mm × 5mm 50mm × 14mm × 5mm	设计 增加了表面积，利于再血管化

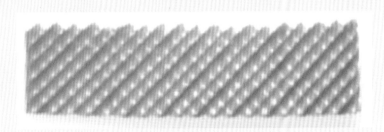

Zimmer Biomet Pro Osteon® Bone Graft Substitute：Block

材料参数		
设计		
互通式结构有利于促进再血管化以及细胞迁移		
200 和 500 Pro Osteon® 块状骨移植物替代品		
材质		孔隙率
不可吸收羟基磷灰石		60%~70%
200 R 和 500 R Pro Osteon® 块状骨移植物替代品		
材质		孔隙率
在 6~18 个月内吸收的羟基磷灰石和碳酸钙		60%~70%

Pro Osteon® 块状骨移植物替代品			
200	500	500 R	
10mm × 10mm × 40mm，4.0cm³	40mm × 10mm × 10mm，4.0cm³	10mm × 10mm × 10mm，1.0cm³	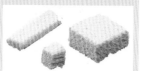
6mm × 15mm × 50mm，4.5cm³	25mm × 25mm × 12mm，7.5cm³	40mm × 6mm × 6mm，1.4cm³	
10mm × 15mm × 50mm，7.5cm³	50mm × 20mm × 10mm，10.0cm³	40mm × 12mm × 5mm，2.4cm³	
		40mm × 10mm × 10mm，4.0cm³	
		25mm × 25mm × 12mm，7.5cm³	
		50mm × 20mm × 10mm，10.0cm³	
		30mm × 30mm × 12mm，10.8cm³	

Zimmer Biomet Pro Osteon® Bone Graft Substitute：Granules

材料参数		
设计		
互通式结构有利于促进再血管化以及细胞迁移		
200 和 500 Pro Osteon® 颗粒状骨移植物替代品		
材质		孔隙率
不可吸收羟基磷灰石		44%~45%
200 R 和 500 R Pro Osteon® 颗粒状骨移植物替代品		
材质		孔隙率
在 6~18 个月内吸收的羟基磷灰石 60%~70% 孔隙率和碳酸钙		60%~70%

Pro Osteon® 颗粒状骨移植物替代品				
200	200 R	500	500 R	
2cm³	0.8cm³	5cm³	5cm³	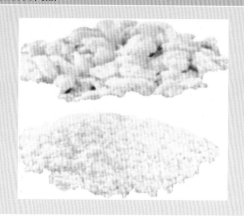
5cm³	2cm³	10cm³	10cm³	
	5cm³	15cm³	15cm³	
	15cm³	30cm³	20cm³	
			30cm³	

Zimmer Biomet Pro Osteon® Bone Graft Substitute：Wedge

材料参数	
设计	
互通式结构有利于促进再血管化以及细胞迁移	

500 R Pro Osteon® 楔形骨移植物替代品	
材质	孔隙率
在 6~18 个月内吸收的羟基磷灰石和碳酸钙	60%~70%

Pro Osteon® 楔形骨移植物替代品

500R	
长度	6~20mm
宽度	25mm
高度	60mm
角度	3°~18°

Zimmer Biomet PlatFORM™ CM Osteoconductive Collagen Mineral Bone Graft Matrix

材料参数			
设计			
多孔结构有利于表面接触、骨生长以及填充物再吸收			

可选规格			
类型	泥状	块状	条状
成分及尺寸	55% 碳酸盐磷灰石 45% 胶原 2cm³ 5cm³ 10cm³	80% 碳酸盐磷灰石 20% 胶原 6.25cm×2cm×0.4cm；5cm³ 6.25cm×2cm×0.8cm；10cm³ 6.25cm×2cm×0.8cm （2 块）；20cm³	80% 碳酸盐磷灰石 20% 胶原 12.5cm×1cm×0.4cm；5cm³ 12.5cm×2cm×0.4cm；10cm³ 12.5cm×2cm×0.8cm （2 块）；20cm³

15.3 脱矿骨基质

Alphatec Spine AlphaGRAFT® C3 Putty

材料参数	
材质	设计
脱钙骨、骨皮质片、BMP-2	皮质骨片增加体积以及抗压缩性

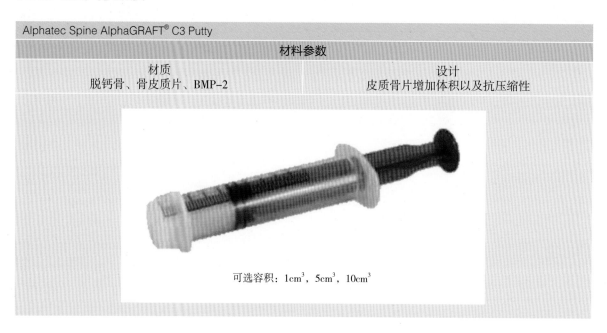

可选容积：1cm³，5cm³，10cm³

Alphatec Spine AlphaGRAFT® DBM

DBM 特点	
材质	设计
置入生物相容性介质的骨基质	在体温下增厚，抗流失
DBM 选择	

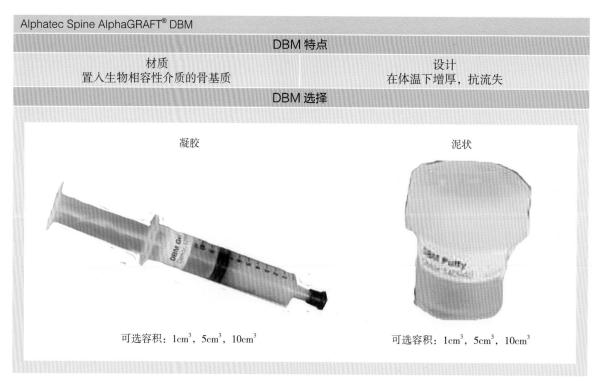

凝胶	泥状
可选容积：1cm³，5cm³，10cm³	可选容积：1cm³，5cm³，10cm³

DePuy Synthes DBX® Demineralized Bone Matrix：Inject

注射剂参数

材质	设计
粒状皮质骨、透明质酸钠	含骨量 31%

可选规格
2.5cm³
5.0cm³
10.0cm³

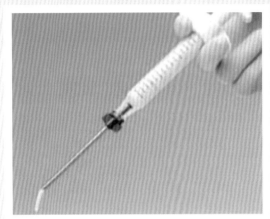

输送系统提供可塑一致性

DePuy Synthes DBX® Demineralized Bone Matrix：Mix

混合物参数

材质	设计
脱钙骨松质骨皮质混合物、透明质酸钠	避免了需要将骨质与 DBM 结合，含骨量 35%

可选尺寸
2.5cm³
5.0cm³
10.0cm³
20.0cm³

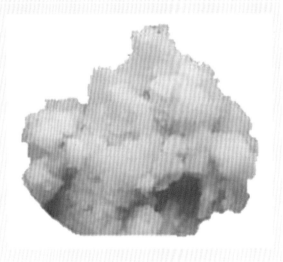

DePuy Synthes DBX® Demineralized Bone Matrix：Putty

参数	
材质 皮质骨粒、透明质酸钠	设计 含骨质重量 31%
可选规格 0.5cm³ 1.0cm³ 2.0cm³ 2.5cm³ 5.0cm³ 10.0cm³	

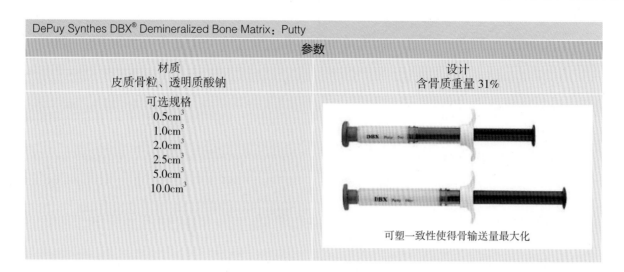

可塑一致性使得骨输送量最大化

DePuy Synthes DBX® Demineralized Bone Matrix：Strip

参数		
材质 脱钙骨、透明质酸钠、45% 骨水泥	可选尺寸 2.5cm × 10cm 2.5cm × 5cm 5cm × 5cm	设计 黏合性以及灵活性更有利于 将材料置入相应位置

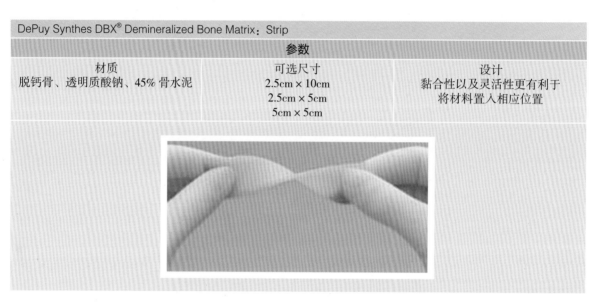

DePuy Synthes ViviGen® Cellular Bone Matrix

参数	
材质 脱钙骨	设计 皮质骨的一致性有利于塑形
ViviGen® 规格 1cm³，5cm³，10cm³，15cm³	可成形 ViviGen® 尺寸 小，中，大，超大

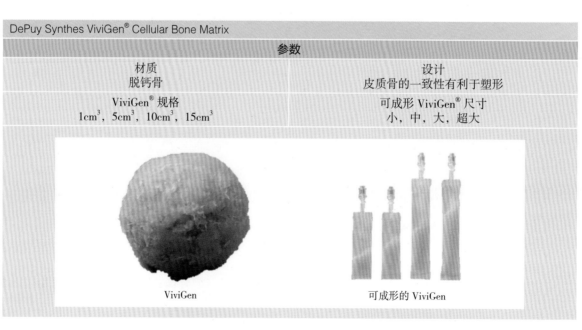

ViviGen   可成形的 ViviGen

K2 M VEUVIUS® DBM Putty Osteobiologic System

参数	
Allowash XG® 灭菌过程中去除 99% 以上的骨髓和血液成分	PAD® 脱钙后剩余钙 1%~4%

特点	
材质 以甘油为载体的皮质骨纤维	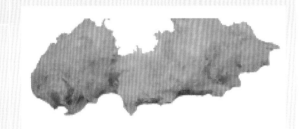
纤维尺寸 1cm³ 2.5cm³ 5cm³ 10cm³	

K2 M VESUVIUS® DBM Putty 100 Osteobiologic System

参数		
材质 100% 脱钙同种异体骨	特性 可塑性和抗流失性	可选尺寸 0.5cm³，1cm³，2.5cm³，5cm³，10cm³

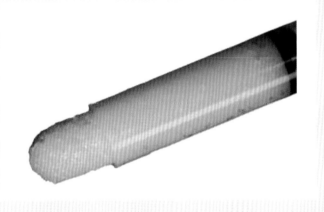

NuVasive Propel™ Demineralized Bone Matrix Fibers

参数	
材质 100% 骨组织	设计 生理液体高吸收性，提供了骨形成的三维立体结构
可选尺寸 50mm × 25mm；5cm³ 100mm × 25mm；20cm³	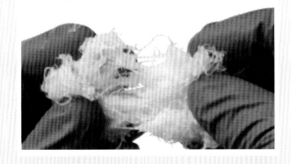

NuVasive Propel™ Demineralized Bone Matrix Putty

参数	
材质 反向介质中的脱钙骨基质	设计 原位硬化、抗流失

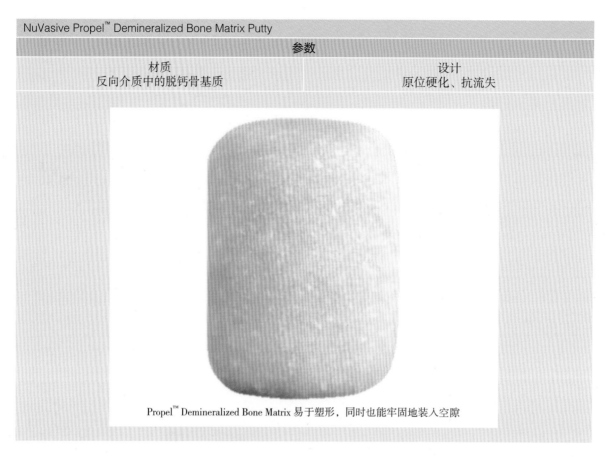

Propel™ Demineralized Bone Matrix 易于塑形，同时也能牢固地装入空隙

SeaSpine OsteoSparx® 和 OsteoSparx® C

参数	
材质 含有或不含有松质骨的脱钙骨基质	设计 反向介质利于室温下的可塑性

类型	

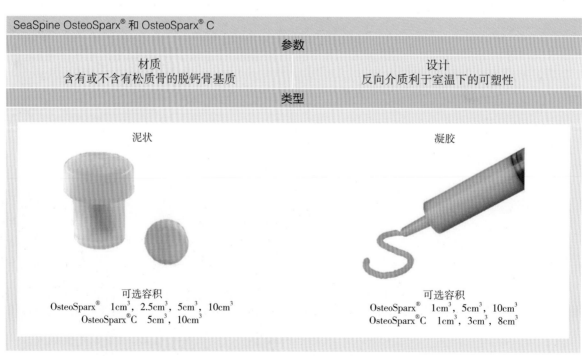

泥状

可选容积
OsteoSparx®   1cm³, 2.5cm³, 5cm³, 10cm³
OsteoSparx®C   5cm³, 10cm³

凝胶

可选容积
OsteoSparx®   1cm³, 5cm³, 10cm³
OsteoSparx®C   1cm³, 3cm³, 8cm³

SeaSpine Spine Pure Strip Allograft

参数	
材质 100% 脱钙骨基质	设计 可塑性，容易与缺损部位成形很好的骨接触
可用尺寸 5cm × 2.5cm，6cm³ 10cm × 2.5cm，12cm³ 10cm × 1cm，16cm³（2U）	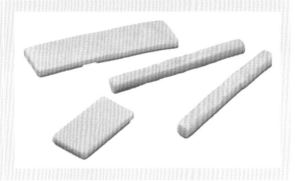

SeaSpine OsteoSurge® 100

参数	
材质 脱钙骨基质与肌细胞骨基质混合物	设计 反向介质利于室温下的可塑性
规格 1cm³ 2.5cm³ 5cm³ 10cm³	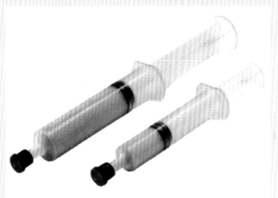 肌细胞骨基质增加了多孔性以及与骨蛋白的接触性

SeaSpine OsteoSurge® 300 和 300 c

参数	
材质 脱钙骨基质与肌细胞骨基质混合物 300 c 混入了多孔片增加了多孔性	设计 反向介质增强了可塑性 热可塑性增强了抗流失性
规格 1cm³ 2.5cm³ 5cm³ 10cm³	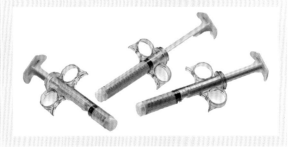

Zimmer Biomet InterGro® DBM

参数	
材质	设计
以天然卵磷脂为载体的脱钙骨基质	天然脂质载体抗分解能力强
可选规格	

团状型
40%DBM
体积：10cm³

膏状型
35%DBM
体积：0.5cm³，1cm³，2cm³，5cm³

含有附加成分型
35%DBM 与羟基磷灰石和碳酸钙预混合
体积：2cm³，5cm³，10cm³

Zimmer Biomet Puros® Demineralized Bone Matrix（DBM）

块状和条状	
材质	设计
100% 脱钙松质骨	保留内源性生长因子 BMP-2、BMP-4 和 BMP-7

块状	条状

12mm × 12mm × 12mm
14mm × 14mm × 14mm

15mm × 49mm × 3~6mm
20mm × 50mm × 3~6mm

反向介质 DBM 产品	
材质	设计
反向介质中脱钙骨基质	可塑性，在体温下具有黏性，抗流失性

泥状	带碎屑的泥状	凝胶	糊状

1cm³
2.5cm³
5cm³
10cm³

5cm³
10cm³

1cm³
5cm³
10cm³

1cm³
3cm³
8cm³

15.4 结构性同种异体材料

K2 M VIKOS® Shafts Allograft System

参数	
Allowash XG® 灭菌过程可去除99%以上的骨髓和血液成分	Preservon® 室温下保存
可选规格	
股骨移植物 应用于腰椎切除术 长度：60mm，100mm	腓骨移植物 来源于腓骨、桡骨、尺骨 长度：20mm，40mm，60mm，100mm

股骨干　　　　　　　　　　　　腓骨干

K2 M VIKOS® Void Fillers Allograft System

参数		
Allowash XG® 灭菌过程可去除99%以上的骨髓和血液成分	Preservon® 室温下保存	
中空纤维规格		
	大颗粒	中颗粒
颗粒尺寸	1~8mm	1~4mm
含骨类型	皮质骨、松质骨	松质骨
体积	$15cm^3*$，$30cm^3$，$60cm^3$ （*仅限松质骨）	$15cm^3$，$30cm^3$，$60cm^3$

大颗粒松质骨　　　　　　大颗粒皮质骨　　　　　　中颗粒松质骨

SeaSpine Allograft	
参数	
材质 松质骨	设计 多孔性质有利于成骨细胞和血管细胞的 连接、迁移和分布
可选规格	

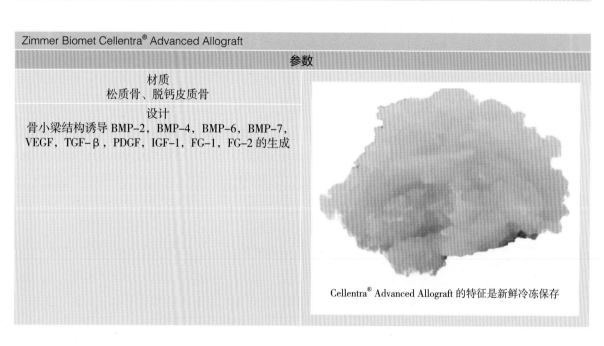

碎屑状	条状
尺寸范围：1~4mm；15cm³，30cm³	尺寸范围：4~10mm；15cm³，30cm³

Zimmer Biomet Cellentra® Advanced Allograft	
参数	
材质 松质骨、脱钙皮质骨 设计 骨小梁结构诱导 BMP-2，BMP-4，BMP-6，BMP-7， VEGF，TGF-β，PDGF，IGF-1，FG-1，FG-2 的生成	

Cellentra® Advanced Allograft 的特征是新鲜冷冻保存

Zimmer Biomet PrimaGen Advanced™ Allograft	
参数	
材质 脱钙骨皮质纤维、松质骨	设计 骨小梁结构诱导 BMP-2，BMP-4，BMP-6，BMP-7，VEGF，TGF-β，PDGF，IGF-1，FG-3，FG-4 的生成
可选尺寸 1cm³ 5cm³ 10cm³ 15cm³	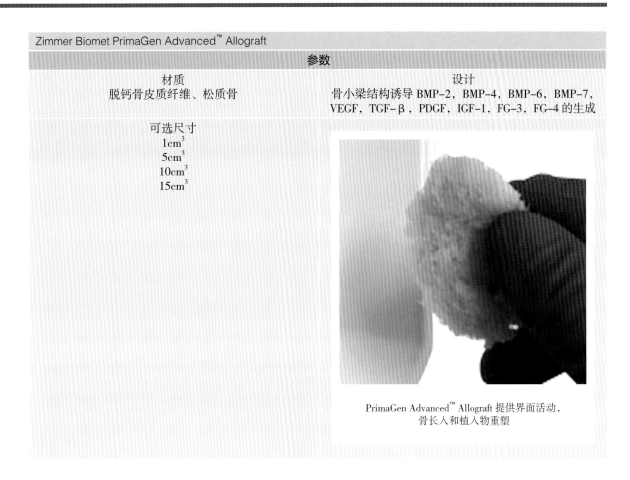

PrimaGen Advanced™ Allograft 提供界面活动，
骨长入和植入物重塑

参考文献

[1] Kornblum MB, Fischgrund JS, Herkowitz HN, Abraham DA, Berkower DL, Ditkoff JS. Degenerative lumbar spondylolisthesis with spinal stenosis: a prospective long-term study comparing fusion and pseudarthrosis. Spine. 2004; 29(7):726–733, discussion 733–734.

[2] Fischer CR, Ducoffe AR, Errico TJ. Posterior lumbar fusion: choice of approach and adjunct techniques. J Am Acad Orthop Surg. 2014; 22(8):503–511.

[3] Parajón A, Alimi M, Navarro-Ramirez R, et al. Minimally invasive transforaminal lumbar interbody fusion: meta-analysis of the fusion rates. What is the optimal graft material? Neurosurgery. 2017; 81(6):958–971.

[4] Grabowski G, Cornett CA. Bone graft and bone graft substitutes in spine surgery: current concepts and controversies. J Am Acad Orthop Surg. 2013; 21(1):51–60.

[5] Albrektsson T, Johansson C. Osteoinduction, osteoconduction and osseointegration. Eur Spine J. 2001; 10 Suppl 2:S96–S101.

[6] Kannan A, Dodwad S-NM, Hsu WK. Biologics in spine arthrodesis. J Spinal Disord Tech. 2015; 28(5):163–170.

[7] Rihn JA, Gates C, Glassman SD, Phillips FM, Schwender JD, Albert TJ. The use of bone morphogenetic protein in lumbar spine surgery. Instr Course Lect. 2009; 58:677–688.

[8] Lopez GD, Hijji FY, Narain AS, Yom KH, Singh K. Iliac crest bone graft: a minimally invasive harvesting technique. Clin Spine Surg. 2017; 30(10):439–441.

[9] Kasliwal MK, Deutsch H. Clinical and radiographic outcomes using local bone shavings as autograft in minimally invasive transforaminal lumbar interbody fusion.World Neurosurg. 2012; 78(1–2):185–190.

[10] Eder C, Chavanne A, Meissner J, et al. Autografts for spinal fusion: osteogenic potential of laminectomy bone chips and bone shavings collected via high speed drill. Eur Spine J. 2011; 20(11):1791–1795.

[11] Banwart JC, Asher MA, Hassanein RS. Iliac crest bone graft harvest donor site morbidity. A statistical evaluation.

Spine. 1995; 20(9):1055–1060.

[12] Summers BN, Eisenstein SM. Donor site pain from the ilium. A complication of lumbar spine fusion. J Bone Joint Surg Br. 1989; 71(4):677–680.

[13] An HS, Simpson JM, Glover JM, Stephany J. Comparison between allograft plus demineralized bone matrix versus autograft in anterior cervical fusion. A prospective multicenter study. Spine. 1995; 20(20):2211–2216.

[14] Chau AMT, Mobbs RJ. Bone graft substitutes in anterior cervical discectomy and fusion. Eur Spine J. 2009; 18(4):449–464.

[15] Zadegan SA, Abedi A, Jazayeri SB, Bonaki HN, Vaccaro AR, Rahimi-Movaghar V. Clinical application of ceramics in anterior cervical discectomy and fusion: a review and update. Global Spine J. 2017; 7(4):343–349.

[16] Nickoli MS, Hsu WK. Ceramic-based bone grafts as a bone grafts extender for lumbar spine arthrodesis: a systematic review. Global Spine J. 2014; 4(3):211–216.

[17] Campana V, Milano G, Pagano E, et al. Bone substitutes in orthopaedic surgery: from basic science to clinical practice. J Mater Sci Mater Med. 2014; 25(10):2445–2461.

[18] Hofstetter CP, Hofer AS, Levi AD. Exploratory meta-analysis on dose-related efficacy and morbidity of bone morphogenetic protein in spinal arthrodesis surgery. J Neurosurg Spine. 2016; 24(3):457–475.

[19] Faundez A, Tournier C, Garcia M, Aunoble S, Le Huec J-C. Bone morphogenetic protein use in spine surgerycomplications and outcomes: a systematic review. Int Orthop. 2016; 40(6):1309–1319.

[20] Galimberti F, Lubelski D, Healy AT, et al. A systematic review of lumbar fusion rates with and without the use of rhBMP-2. Spine. 2015; 40(14):1132–1139.

[21] Xu R, Bydon M, Sciubba DM, et al. Safety and efficacy of rhBMP2 in posterior cervical spinal fusion for subaxial degenerative spine disease: analysis of outcomes in 204 patients. Surg Neurol Int. 2011; 2:109.

[22] Singh K, Marquez-Lara A, Nandyala SV, Patel AA, Fineberg SJ. Incidence and risk factors for dysphagia after anterior cervical fusion. Spine. 2013; 38(21):1820–1825.

[23] Molinari RW, Molinari C. The use of bone morphogenetic protein in pediatric cervical spine fusion surgery: case reports and review of the literature. Global Spine J. 2016; 6(1):e41–e46.

[24] Bess S, Line BG, Lafage V, et al. International Spine Study Group ISSG. Does recombinant human bone morphogenetic protein-2 use in adult spinal deformity increase complications and are complications associated with location of rhBMP-2 use? A prospective, multicenter study of 279 consecutive patients. Spine. 2014; 39(3):233–242.

[25] Goode AP, Richardson WJ, Schectman RM, Carey TS. Complications, revision fusions, readmissions, and utilization over a 1-year period after bone morphogenetic protein use during primary cervical spine fusions. Spine J. 2014; 14(9):2051–2059.

[26] Simmonds MC, Brown JV, Heirs MK, et al. Safety and effectiveness of recombinant human bone morphogenetic protein-2 for spinal fusion: a meta-analysis of individual-participant data. Ann Intern Med. 2013; 158(12):877–889.

[27] Cahill KS, Chi JH, Day A, Claus EB. Prevalence, complications, and hospital charges associated with use of bone-morphogenetic proteins in spinal fusion procedures. JAMA. 2009; 302(1):58–66.

[28] Singh K, Nandyala SV, Marquez-Lara A, et al. Clinical sequelae after rhBMP-2 use in a minimally invasive transforaminal lumbar interbody fusion. Spine J. 2013; 13(9):1118–1125.

[29] Wong DA, Kumar A, Jatana S, Ghiselli G, Wong K. Neurologic impairment from ectopic bone in the lumbar canal: a potential complication of off-label PLIF/TLIF use of bone morphogenetic protein-2 (BMP-2). Spine J. 2008; 8(6):1011–1018.

[30] Singh K, Ahmadinia K, Park DK, et al. Complications of spinal fusion with utilization of bone morphogenetic protein: a systematic review of the literature. Spine. 2014; 39(1):91–101.

[31] Carragee EJ, Mitsunaga KA, Hurwitz EL, Scuderi GJ. Retrograde ejaculation after anterior lumbar interbody fusion using rhBMP-2: a cohort controlled study. Spine J. 2011; 11(6):511–516.

第十六章 外科手术导航系统

Simon P. Lalehzarian, Benjamin Khechen, Brittany E. Haws, Kaitlyn L. Cardinal, Jordan A. Guntin, Kern Singh

16.1 简介

由于微创手术中无法直接目视解剖结构，因此术中成像在放置椎弓根螺钉时尤其重要。大多数外科医生使用的传统技术是 X 线透视技术，术中需要用到 C 臂机。然而，依赖传统 X 线透视技术进行置钉的精度并不理想，而且也会使患者和手术人员受到射线暴露的风险[1-6]。螺钉置入不准确可能导致围手术期严重神经血管损伤的发病率。过度的辐射暴露也会增加致畸和致癌风险[7-11]。因此，为了提高螺钉放置精度和减少放射性辐射接触，人们开发出了图像导航系统。

脊柱导航系统为椎弓根螺钉和其他脊柱器械的置入提供了实时、基于图像的实时引导。在这个过程中，目标组织解剖结构的放射影像被上传到计算机工作站，以生成相关解剖结构的三维（3D）重建图像，并可以在术前或术中进行查看。解剖结构的这种实时显示还需要辅以专门的手术工具，其位置和轨迹可以被系统检测到并呈现给外科医生[12]。这种手术解剖结构和工具的实时可视化技术，可以在避免多次 X 线透视的情况下完成内固定装置的置入。

16.2 组成

16.2.1 成像方式

导航系统利用多种成像方式来获取必要的解剖图像。可以使用基于 X 线透视的二维（2D）或三维（3D）模拟成像技术。基于计算机断层扫描（CT）的技术包括 2D 术中 CT（iCT）、具有 190°扫描范围的 3D CT 或具有 360°扫描范围的 O 臂成像。其他技术还包括术中磁共振成像（MRI）或超声检查。成像可以在术前或术中进行，随后将数据上传至导航工作站。

16.2.2 工作站

导航工作站包含成功实施图像引导所必需的多个组件。该工作站装有一个包含软件的计算机系统，该软件可以集成透视图像，重建 3D 解剖结构，并可对专门的手术器械进行位置跟踪。该工作站还包含一个摄像头，可用于检测参考架和手术器械在手术区域内的位置。相机可以使用各种不同的检测方式，包括光学成像、电磁检测或声学检测[13]。工作站还包含可从手术台上观看的高分辨率显示屏，允许手术人员分析患者的解剖结构和器械位置以确定置入器械的最佳轨迹。

16.2.3 动态参考架

动态参考架与工作站的相机结合应用，有助于进行位置跟踪。支架可被固定在手术区域内的解剖标志上，并作为工作站摄像系统的参考点，以确定导航器械相对于患者解剖结构的位置。最常见的是，这些参考架直接固定在手术区域内的骨性标志上，比如棘突或髂后上棘[14]。

16.2.4 手术导航器械

导航系统使用配备跟踪传感器或发射器的专用手术器械，这些传感器架或发射器可被工作站的摄像头检测到[15]。然后，导航系统使用这些信息可以绘制出这些器械相对于动态参考架和患者解剖结构的位置及轨迹。器械位置可实时显示在导航屏幕上，叠加在由工作站生成的透视图像或3D解剖结构重建上。此功能允许对器械位置进行实时引导，以确定置入脊柱器械的最佳轨迹。

16.3 结果

导航系统的临床有效性主要是根据在传统透视检查中看到的椎弓根螺钉置入准确率来衡量和比较的。目前已有多项大型荟萃分析证明在使用脊柱导航的情况下椎弓根螺钉置入的准确性更高[1, 2, 16, 17]。Mason等在对30项研究进行的荟萃分析中，发现传统透视与2D、3D透视引导下的导航系统之间的准确性存在显著差异[1]。与传统透视相比，使用任一模式的导航系统在统计学上具有更高的置钉准确率，并且在测试的所有胸椎和腰骶椎节段手术都可以看到这种差异。Shin等也有与准确性相关的类似发现，导航操作的准确率为93.3%，而非导航操作的准确率为84.7%（$P < 0.001$）[17]。此外，719例应用导航系统进行手术的患者没有出现神经系统并发症，而2.3%接受常规透视手术的患者出现术后神经功能受损。Shin等进一步证实了导航手术的准确性和复杂性的提高，同时还发现导航和非导航手术在手术时间和术中失血量方面没有统计学差异。

脊柱导航系统展现出了可以减少术中辐射暴露的优势。导航系统可能减少辐射剂量的一种方式是允许手术团队成员在图像采集和注册分析期间离开手术室。当应用术前图像时尤其如此使用手术导航系统，或使用CT引导的术中成像系统（如3D C臂和O臂）时。关于术中暴露量的计量，多项研究表明，与非导航手术相比，使用导航系统时外科医生和手术室工作人员的辐射暴露显著、可量化的减少[10, 18-25]。

导航系统使用的趋势也使术中3D成像的使用越来越多于术前成像。之所以出现这种趋势，是因为术中成像技术具有明显的优势。与术前成像相比，术中成像提供了更好的手术部位结构解剖图像，而术前成像通常不在手术体位采集，会受到解剖结构变化的影响[26-30]。此外，术中成像可以根据需要重复拍摄，允许用于考虑手术过程中体位和解剖结构的变化[31]。工作站内图像自动注册，避免了术前图像注册过程中既耗费时间、又需要表面匹配的缺点[31-35]。在一项调查颈胸椎椎弓根螺钉放置准确性的研究中，Scheufler等证明基于iCT的脊柱导航与自动注册可以安全进行多达10个连续节段的手术[36]。此外，作者证实使用iCT显著减少了多节段手术重新注册的需求。

Medtronic StealthStation™ S8 Surgical Navigation System

系统概览

软件 / 设备	成像方式
利用硬件、软件、跟踪算法、图像数据合并和带有双推车的 Stealth S8 系统和 O 臂手术成像系统的专业仪器	使用 iMRI、iCT 进行术前计划和术中导航；可以无线导入医院和医疗设备

系统特点

双推车 Stealth S8 系统有两个监视器，可提供最大的灵活性，并允许通过光学或电磁导航选项对手术器械进行大量跟踪，O 臂手术成像系统提供术中 3D 导航，用于在离开手术室前确认植入物放置和自动患者登记

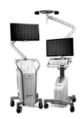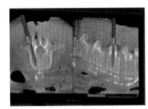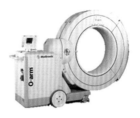

Medtronic StealthStation™ S8 Surgical Navigation System 具有软件显示，以及 O 臂手术成像系统（右）

手术方式路径

MIS TLIF，MIS LLIF，微创后路减压

16.4 手术导航系统

NuVasive Integrated Global Alignment（iGA）

系统概览

软件 / 设备	成像方式
利用 NuvaPlanning 技术（NuvaLine，NuvaMap 和 NuvaMap O.R.）以及 NuVasive NVM5® 平台	术前：通过 USB 从 NuvaMap 或手动从 NuvaLine 将带参数测量的 CT 图像导入 NVM5® 平台 术中：将来自兼容 C 臂成像装置的透视图像导入 NVM5® 平台

系统特点

NuvaLine 允许使用 CT 图像在 iPhone/iPad 上进行术前参数测量
NuvaMap 模拟手术选项，并允许使用 CT 图像通过移动或桌面版本进行术前参数测量
NuvaMap O.R. 允许使用透视图像对齐值进行实时术中评估

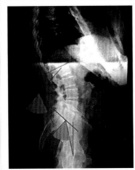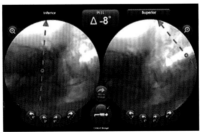

NuVasive NuvaLine（左）和 NuVasive NuvaMap（右）

手术方式路径

MIS TLIF，MIS LLIF，微创后路减压

Ziehm Imaging Vision RFD 3D	
系统概览	
软件 / 设备 利用 Stryker NAV3i 外科导航平台、Ziehm Vision RFD 3D C 臂和 Ziehm NaviPort 接口	**成像方式** 术中：Ziehm Vision RFD 3D 提供 2D 和 3D 成像，通过 Ziehm NaviPort 接口向 Stryker NAV3i 手术导航平台提供类似 CT 的重建
系统特点 NAV3i 外科导航平台跟踪患者和 Ziehm Vision RFD 3D C 臂的位置 NAV3i SZiehm Vision RFD 3D 是一种高度灵活的移动 C 臂，比固定式 C 臂小得多，同时比移动 CT 轻 60%，可简化手术室中的定位	

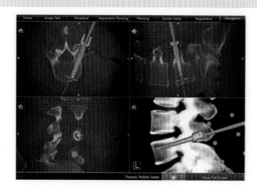 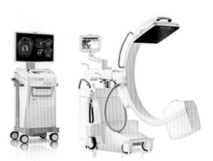

Stryker NAV3i 外科导航平台   Ziehm Vision RFD 3D C 臂成像系统

手术方式路径
MIS TLIF，MIS LLIF，微创后路减压

参考文献

[1] Mason A, Paulsen R, Babuska JM, et al. The accuracy of pedicle screw placement using intraoperative image guidance systems. J Neurosurg Spine. 2014; 20(2):196–203.

[2] Moses ZB, Mayer RR, Strickland BA, et al. Neuronavigation in minimally invasive spine surgery. Neurosurg Focus. 2013; 35(2):E12.

[3] Rampersaud YR, Foley KT, Shen AC, Williams S, Solomito M. Radiation exposure to the spine surgeon during fluoroscopically assisted pedicle screw insertion. Spine. 2000; 25(20):2637–2645.

[4] Singer G. Occupational radiation exposure to the surgeon. J Am Acad Orthop Surg. 2005; 13(1):69–76.

[5] Theocharopoulos N, Perisinakis K, Damilakis J, Papadokostakis G, Hadjipavlou A, Gourtsoyiannis N. Occupational exposure from common fluoroscopic projections used in orthopaedic surgery. J Bone Joint Surg Am. 2003; 85(9):1698–1703.

[6] Ul Haque M, Shufflebarger HL, O'Brien M, Macagno A. Radiation exposure during pedicle screw placement in adolescent idiopathic scoliosis: Is fluoroscopy safe? Spine. 2006; 31(21):2516–2520.

[7] Dewey P, Incoll I. Evaluation of thyroid shields for reduction of radiation exposure to orthopaedic surgeons. Aust N Z J Surg. 1998; 68(9):635–636.

[8] Giordano BD, Baumhauer JF, Morgan TL, Rechtine GR, II. Cervical spine imaging using mini–C-arm fluoroscopy: patient and surgeon exposure to direct and scatter radiation. J Spinal Disord Tech. 2009; 22(6):399–403.

[9] Mastrangelo G, Fedeli U, Fadda E, Giovanazzi A, Scoizzato L, Saia B. Increased cancer risk among surgeons in an orthopaedic hospital. Occup Med (Lond). 2005; 55(6):498–500.

[10] Mendelsohn D, Strelzow J, Dea N, et al. Patient and surgeon radiation exposure during spinal instrumentation using intraoperative computed tomography-based navigation. Spine J. 2016; 16(3):343–354.

[11] Perisinakis K, Theocharopoulos N, Damilakis J, et al. Estimation of patient dose and associated radiogenic risks from fluoroscopically guided pedicle screw insertion. Spine. 2004; 29(14):1555–1560.

[12] Nolte LP, Visarius H, Arm E, Langlotz F, Schwarzenbach O, Zamorano L. Computer-aided fixation of spinal implants. J Image Guid Surg. 1995; 1(2):88–93.

[13] Manbachi A, Cobbold RS, Ginsberg HJ. Guided pedicle screw insertion: techniques and training. Spine J. 2014; 14(1):165–179.

[14] Cho JY, Chan CK, Lee SH, Lee HY. The accuracy of 3D image navigation with a cutaneously fixed dynamic reference frame in minimally invasive transforaminal lumbar interbody fusion. Comput Aided Surg. 2012; 17(6):300–309.

[15] Cleary K, Peters TM. Image-guided interventions: technology review and clinical applications. Annu Rev Biomed Eng. 2010; 12:119–142.

[16] Verma R, Krishan S, Haendlmayer K, Mohsen A. Functional outcome of computer-assisted spinal pedicle screw placement: a systematic review and meta-analysis of 23 studies including 5,992 pedicle screws. Eur Spine J. 2010; 19(3):370–375.

[17] Shin BJ, James AR, Njoku IU, Härtl R. Pedicle screw navigation: a systematic review and meta-analysis of perforation risk for computer-navigated versus freehand insertion. J Neurosurg Spine. 2012; 17(2):113–122.

[18] Kim CW, Lee YP, Taylor W, Oygar A, Kim WK. Use of navigation-assisted fluoroscopy to decrease radiation exposure during minimally invasive spine surgery. Spine J. 2008; 8(4):584–590.

[19] Bandela JR, Jacob RP, Arreola M, Griglock TM, Bova F, Yang M. Use of CT-based intraoperative spinal navigation: management of radiation exposure to operator, staff, and patients. World Neurosurg. 2013; 79(2):390–394.

[20] Hott JS, Papadopoulos SM, Theodore N, Dickman CA, Sonntag VK. Intraoperative Iso-C C-arm navigation in cervical spinal surgery: review of the first 52 cases. Spine. 2004; 29(24):2856–2860.

[21] Lange J, Karellas A, Street J, et al. Estimating the effective radiation dose imparted to patients by intraoperative cone-beam computed tomography in thoracolumbar spinal surgery. Spine. 2013; 38(5):E306–E312.

[22] Nottmeier EW, Pirris SM, Edwards S, Kimes S, Bowman C, Nelson KL. Operating room radiation exposure in cone beam computed tomography-based, image-guided spinal surgery: clinical article. J Neurosurg Spine. 2013; 19(2):226–231.

[23] Pitteloud N, Gamulin A, Barea C, Damet J, Racloz G, Sans-Merce M. Radiation exposure using the O-arm(R) surgical imaging system. Eur Spine J. 2017; 26(3):651–657.

[24] Smith HE, Welsch MD, Sasso RC, Vaccaro AR. Comparison of radiation exposure in lumbar pedicle screw placement with fluoroscopy vs computer-assisted image guidance with intraoperative three-dimensional imaging. J Spinal Cord Med. 2008; 31(5):532–537.

[25] Tabaraee E, Gibson AG, Karahalios DG, Potts EA, Mobasser JP, Burch S. Intraoperative cone beam-computed tomography with navigation (O-ARM) versus conventional fluoroscopy (C-arm): a cadaveric study comparing accuracy, efficiency, and safety for spinal instrumentation. Spine. 2013; 38(22):1953–1958.

[26] Beck M, Mittlmeier T, Gierer P, Harms C, Gradl G. Benefit and accuracy of intraoperative 3D-imaging after pedicle screw placement: a prospective study in stabilizing thoracolumbar fractures. Eur Spine J. 2009; 18(10):1469–1477.

[27] Ebmeier K, Giest K, Kalff R. Intraoperative computerized tomography for improved accuracy of spinal navigation in pedicle screw placement of the thoracic spine. Acta Neurochir Suppl (Wien). 2003; 85:105–113.

[28] Holly LT, Foley KT. Three-dimensional fluoroscopy-guided percutaneous thoracolumbar pedicle screw placement. Technical note. J Neurosurg. 2003; 99(3) Suppl:324–329.

[29] Nakashima H, Sato K, Ando T, Inoh H, Nakamura H. Comparison of the percutaneous screw placement precision of isocentric C-arm 3-dimensional fluoroscopy-navigated pedicle screw implantation and conventional fluoroscopy method with minimally invasive surgery. J Spinal Disord Tech. 2009; 22(7):468–472.

[30] Nottmeier EW, Seemer W, Young PM. Placement of thoracolumbar pedicle screws using three-dimensional image guidance: experience in a large patient cohort. J Neurosurg Spine. 2009; 10(1):33–39.

[31] Gebhard F, Weidner A, Liener UC, Stöckle U, Arand M. Navigation at the spine. Injury. 2004; 35 Suppl 1: S-A35–S-A45.

[32] Scheufler KM, Cyron D, Dohmen H, Eckardt A. Less invasive surgical correction of adult degenerative scoliosis, part I: technique and radiographic results. Neurosurgery. 2010; 67(3):696–710.

[33] Tormenti MJ, Kostov DB, Gardner PA, Kanter AS, Spiro RM, Okonkwo DO. Intraoperative computed tomography image-guided navigation for posterior thoracolumbar spinal instrumentation in spinal deformity surgery. Neurosurg Focus. 2010; 28(3):E11.

[34] Uhl E, Zausinger S, Morhard D, et al. Intraoperative computed tomography with integrated navigation system in a multidisciplinary operating suite. Neurosurgery. 2009; 64(5) Suppl 2:231–239, discussion 239–240.

[35] Zausinger S, Scheder B, Uhl E, Heigl T, Morhard D, Tonn JC. Intraoperative computed tomography with integrated navigation system in spinal stabilizations. Spine. 2009; 34(26):2919–2926.

[36] Scheufler KM, Franke J, Eckardt A, Dohmen H. Accuracy of image-guided pedicle screw placement using intraoperative computed tomography-based navigation with automated referencing, part I: cervicothoracic spine. Neurosurgery. 2011; 69(4):782–795, discussion 795.

索引